CÓMO ESCUCHAR VERDADERAMENTE A LOS DEMÁS

Efectivos Métodos para Poder Escuchar con Intención y Comprensión

GONZALO VERANO

© **Copyright 2022 – Gonzalo Verano - Todos los derechos reservados.**

Este documento está orientado a proporcionar información exacta y confiable con respecto al tema tratado. La publicación se vende con la idea de que el editor no tiene la obligación de prestar servicios oficialmente autorizados o de otro modo calificados. Si es necesario un consejo legal o profesional, se debe consultar con un individuo practicado en la profesión.

- Tomado de una Declaración de Principios que fue aceptada y aprobada por unanimidad por un Comité del Colegio de Abogados de Estados Unidos y un Comité de Editores y Asociaciones.

De ninguna manera es legal reproducir, duplicar o transmitir cualquier parte de este documento en forma electrónica o impresa.

La grabación de esta publicación está estrictamente prohibida y no se permite el almacenamiento de este documento a menos que cuente con el permiso por escrito del editor. Todos los derechos reservados.

La información provista en este documento es considerada veraz y coherente, en el sentido de que cualquier responsabilidad, en términos de falta de atención o de otro tipo, por el uso o abuso de cualquier política, proceso o dirección contenida en el mismo, es responsabilidad absoluta y exclusiva del lector receptor. Bajo ninguna circunstancia se responsabilizará legalmente al editor por cualquier reparación, daño o pérdida monetaria como consecuencia de la información contenida en este documento, ya sea directa o indirectamente.

Los autores respectivos poseen todos los derechos de autor que no pertenecen al editor.

La información contenida en este documento se ofrece únicamente con fines informativos, y es universal como tal. La presentación de la información se realiza sin contrato y sin ningún tipo de garantía endosada.

El uso de marcas comerciales en este documento carece de consentimiento, y la publicación de la marca comercial no tiene ni el permiso ni el respaldo del propietario de la misma.

Todas las marcas comerciales dentro de este libro se usan solo para fines de aclaración y pertenecen a sus propietarios, quienes no están relacionados con este documento.

Índice

Introducción — vii

1. La Clave Para Una Comunicación Efectiva Y Relaciones Exitosas — 1
2. El Poder De La Escucha Activa — 15
3. Paso 1: Centra Tu Atención — 31
4. Paso 2 - Demuestra Que Estás Escuchando — 41
5. Paso 3 - Escuchar Para Aprender — 49
6. Paso 4 - Escucha Con Empatía — 57
7. Paso 5 - Se Paciente — 65
8. Paso 6 - Se Respetuoso — 73
9. Paso 7 - Hacer Preguntas — 81
10. Paso 8 - Utiliza La Reflexión Para Proporcionar Retroalimentación — 91
11. Paso 9 - Buscar Aclaración — 101
12. Paso 10 - Resumir — 109
13. Validación — 115
14. Las Barreras De La Escucha Activa Y ¿Cómo Hacer Que La Gente Te Quiera? — 121
15. La Comunicación Asertiva En El Trabajo — 143

Conclusión — 159

Introducción

Si necesitas mejorar tus relaciones y tu productividad profesional, este es tu libro.

Es probable que ya seas consciente de la importancia de las buenas habilidades de comunicación. Sin embargo, muchas personas no se dan cuenta de que la clave para una comunicación exitosa no es hablar en absoluto. La comunicación efectiva depende de aprender a escuchar activamente. Escuchar mal rompe la comunicación más rápido de lo que te imaginas y crea grietas que a veces son imposibles de sanar.

Con este libro, mi objetivo es brindarte una comprensión sólida de los procesos involucrados en escuchar bien para ayudarte a mejorar tus habilidades de comunicación y, como resultado, tus relaciones.

Si bien la escucha activa a menudo se menciona en contextos profesionales, es igualmente crucial en las relaciones personales. Eres más feliz y más exitoso cuando entiendes y eres entendido por quienes te rodean.

Esta comprensión mutua, sin embargo, sólo es posible a través de una comunicación continua y de calidad.

En estas páginas, hemos dividido las complejidades de la escucha activa en 10 pasos fáciles de aprender. Al practicar e implementar las estrategias prácticas para lograr cada uno de estos pasos, aprenderás a:

- Entrenar tu atención.
- Escuchar con propósito y empatía.
- Mejorar tu capacidad de liderazgo.
- Presentar diversas ideas en tus conversaciones.
- Desarrollar relaciones saludables

A medida que cultives una mentalidad de escucha profunda, comenzarás a facilitar conversaciones más significativas, y estas interacciones generarán beneficios aún mayores.

Mejorar tu capacidad para comunicarte con eficacia facilita y fomenta el intercambio de ideas. Además de ahorrar tiempo que de otro modo se desperdiciaría en malentendidos y repetidos intentos de aclaración, abre la puerta a la creatividad y la innovación.

Estos capítulos te guiarán a través de la evaluación de tus habilidades para escuchar, el establecimiento de objetivos claros para ti mismo, el enfrentamiento de las barreras a tu capacidad para escuchar activamente y, en última instancia, el desarrollo de hábitos saludables de comunicación efectiva para toda la vida. Esto comienza ahondando exactamente en cómo la escucha juega en la dinámica de la comunicación.

A medida que investigamos la psicología involucrada en la escucha activa y cómo se refleja en las relaciones, verás que esto es especialmente claro a medida que exploramos los desafíos que surgen cuando las personas no escuchan.

Descubrirás cómo la evidencia definitiva de numerosos estudios psicológicos recientes formó y moldeó este enfoque de 10 pasos. Profundizaremos en los principios psicológicos que intervienen cuando se interrumpe la comunicación, lo que resulta en una acumulación de tensión, frustración, e incluso fracturas en las relaciones. Aún más críticamente, examinaremos cómo evitar estas trampas y transformar la comunicación tensa e ineficaz en intercambios claros y efectivos de información y comprensión emocional a través de una escucha atenta.

Mi objetivo es ayudarte a mejorar tus habilidades de escucha profunda de manera medible para que puedas lograr resultados de calidad. Quiero ayudarte a fortalecer las relaciones e inspirar a quienes te rodean, lo que tendrá un profundo impacto en tu productividad y felicidad personal. Aprenderás la importancia de:

- Dar retroalimentación precisa.

- Fomentar la participación.
- Minimizar los malentendidos.
- Captar claramente los motivos de los demás.
- Reconocer y empatizar con otras perspectivas.

Además de proporcionar una plantilla simple para calificar tus habilidades de escucha, cada capítulo se enfoca en un elemento crítico involucrado en la escucha profunda. Si tu impulso es pensar que simplemente escuchar no puede involucrar 10 componentes esenciales separados.

¡Has venido al lugar correcto! Escuchar puede parecer un concepto simple, pero es mucho lo que implica escuchar bien para lograr una verdadera comprensión. De hecho, la incapacidad de escuchar verdaderamente es activamente destructiva para las relaciones, erosionando la confianza y la compasión.

Si deseas ser un mejor líder, amigo y socio, seguir estos 10 pasos puede ayudarte a lograrlo.

Por supuesto, instituir el cambio requiere trabajo. Desarrollar nuevos hábitos de pensamiento y comportamiento requiere tiempo y esfuerzo concentrado, incluso después de identificar los patrones dañinos actuales y determinar cómo corregirlos.

¡Vale la pena el esfuerzo de incorporar prácticas de escucha saludable en sus interacciones diarias! Verás el impacto en todos los aspectos de tu vida, personal y profesional.

Introducción

Entonces, si estás listo para mejorar drásticamente tu productividad y tus relaciones interpersonales, ¡comencemos!

1

La Clave Para Una Comunicación Efectiva Y Relaciones Exitosas

Es fácil decir que la comunicación efectiva es esencial. Lo que es más desafiante es entender los muchos elementos interconectados involucrados cada vez que nos comunicamos. Cada aspecto de la comunicación tiene el potencial de ejercer una influencia positiva o negativa. La forma en que estos factores interactúan e impactan tu comunicación, específicamente, depende de qué tan bien los comprendas y los apliques.

La dinámica de la comunicación

A menudo nos referimos a "dinámica" cuando hablamos de comunicación, pero ¿qué significa esto realmente? En esencia, la comunicación es un proceso dinámico. Esto simplemente significa que la comunicación está, por definición, en constante cambio. Esto tiene sentido. Cuando hablas con alguien, la experiencia es un proceso fluido e interactivo, en el que cada persona elige sus palabras en función de lo que dice la otra.

No puede tener una conversación completa solo porque a un monólogo le falta este elemento interactivo crítico y no tiene influencia externa a la que pueda responder. En cambio, las palabras corren en línea recta de principio a fin, siguiendo el camino de tus pensamientos. Hay razones por las que la creatividad resulta de múltiples mentes que abordan un problema juntas; la línea de pensamiento es empujada y jalada en direcciones nuevas y desconocidas.

Como seres humanos, el lenguaje es nuestro principal medio de expresión. Incluso el lenguaje de señas utiliza un medio ligeramente diferente (acciones en lugar de palabras) para realizar la misma función (Houston 2014). Si bien ciertos idiomas son tonales y la mayoría incluye alguna variación de la palabra escrita, todos necesitamos un medio a través del cual interactuar. Usamos el lenguaje para articular nuestras experiencias y pensamientos internos y para responder a las experiencias compartidas por otros. Mientras nos comunicamos a través del lenguaje, hay más cosas involucradas en el proceso que sólo las palabras que seleccionamos.

Solo piensa por un momento en los desafíos inherentes a las situaciones multilingües, a las que se hace referencia literalmente como barreras del idioma. La falta de comprensión bloquea la comunicación. El habla es esencialmente inútil a los efectos de la comunicación a menos que se reciba. Esencialmente, es imposible comunicarse sin comprender e internalizar lo que se dice. Aquí es donde entra la escucha.

Una calle de doble sentido

La comunicación compleja implica mucho más que palabras, por supuesto. Tomamos señales visuales, verbales y no verbales cada vez que interactuamos con otra persona. Es probable que no le sorprenda saber que la escucha activa depende de ser receptivo a todas estas complejidades. Este es, de hecho, uno de los principales desafíos y fuentes de malentendidos en tantas formas nuevas de comunicación digital. ¿Alguna vez has entendido mal un texto, por ejemplo, porque el tono que pretendía no se tradujo a la otra persona? ¿Alguna vez te preguntaste qué inspiró la creación de emoticonos? Así es, nuestra necesidad de emparejar las señales visuales con las verbales.

Lógicamente, tiene sentido que la comunicación "va en ambos sentidos", como dice el refrán. Hablar con otra persona es simplemente la forma más simple de comunicación básica. Las complejidades de las señales verbales y no verbales crecen exponencialmente para cada nueva persona que se introduce en una interacción. Parte de convertirte en un líder más eficaz depende de tu capacidad para estar al tanto e interpretar incluso las dinámicas de equipo más complejas.

. . .

Uno de nuestros objetivos en los siguientes capítulos es mejorar tus habilidades de liderazgo mostrándote cómo puedes mantenerte en sintonía con los muchos elementos en juego cada vez que tu equipo profesional interactúa contigo y entre sí. Solo considera con qué frecuencia las reuniones se descarrilan por un individuo que "no está en la misma página" que el resto del equipo, o cómo un conflicto interpersonal repercute y causa distracción e interrupción.

Seguir este camino de comunicación más allá de las interacciones laborales conduce directamente a las relaciones personales. Aquí, la comunicación es, en todo caso, más crítica para mantener la empatía y la comprensión. Si quieres conectar profundamente con las personas, debes ser capaz de comprenderlas profundamente.

Cuando tu inversión emocional aumenta, es difícil permanecer receptivo a lo que alguien está tratando de comunicar. Tus propios pensamientos y emociones, comprensiblemente, tienden a interponerse en el camino. En nuestra urgencia por expresar nuestros sentimientos y experiencias, nuestro enfoque se aleja de la otra persona y dejamos de escuchar. Desarrollar hábitos de escucha activa que faciliten una comunicación profunda es un componente central para mantener relaciones saludables, personales y profesionales. Una escucha más profunda da como resultado relaciones más profundas de manera inmediata y directa.

Habilidades De Comunicación Buenas VS Malas

Si bien nuestra intención no es hacer que nadie se sienta juzgado, es importante ser consciente de las áreas en las que tu capacidad para comunicarte de manera efectiva se queda corta. Ninguno de nosotros es un comunicador perfecto. Lo más probable es que estés leyendo este libro porque eres consciente de esto y quieres mejorar tu capacidad de comunicación.

Estás en buena compañía. Cuando dejamos de querer aprender y crecer, nos estancamos.
Este es un viaje y, con las herramientas adecuadas, aprendemos y mejoramos cada día.

La mala comunicación crea rápidamente desconfianza y confusión en cualquier relación. Por lo tanto, es fundamental estar atento a las señales de que la comunicación está sufriendo antes de que los efectos causen un daño permanente en tus relaciones. Aunque la comunicación requiere más de una persona, cuando se rompe la comunicación, es común ver algunos elementos y hábitos específicos en al menos un individuo:

- Interrumpir o hablar por encima de la otra persona.

- Estar distraído/hacer múltiples tareas durante conversaciones.
- Calificaciones, acusaciones, y falsas disculpas o excusas por falta de comunicación.
- Comunicación unidireccional.
- La negatividad y una actitud pasiva-agresiva.
- Invalidar sentimientos, asumir o reclamar las experiencias de otra persona.
- Hacerlo personal (Esto es relevante para relaciones tanto profesionales como personales.)
- Hacer enunciados universales (generalización).
- Evitación-compromiso indirecto y evitar el contacto visual.
- Ensimismamiento o mantener las respuestas y opiniones en tu cabeza.
- No hacer preguntas.
- Lectura mental o estereotipos.
- Mantener expectativas poco realistas.
- Usar palabras duras.
- Deshonestidad
- No poder articular aspectos positivos.
- Desconectarte emocional o físicamente de la conversación.

No te preocupes, todos somos culpables de estas deficiencias de comunicación. Lo que es importante es reconocer que tenemos espacio para mejorar y elegir hacer cambios.

. . .

Al final de este libro, habrás ganado una nueva confianza en tus habilidades de comunicación y un crecimiento continuo. Además, espero que comprendas mejor cómo animar a otros a continuar su viaje hacia una comunicación excelente.

La psicología de la escucha

Escuchar es más que los procesos físicos involucrados en escuchar y procesar sonidos o señales visuales con nuestro cerebro. Este estímulo externo debe interpretarse antes de que tenga significado. Para entender esto, piensa en el fenómeno no conocido como "espaciado". En medio de una conversación o a la mitad de una película, de repente nos damos cuenta de que estamos absortos en nuestros pensamientos y no tenemos idea de lo que se acaba de decir, o miramos la pantalla sin comprender lo que está sucediendo. Todos hemos hecho esto. Técnicamente, nuestros oídos todavía escuchan los sonidos, pero, sin nuestra atención, no tienen sentido.

Hay muchas cosas que pueden causar una falla en nuestro procesamiento activo de estos estímulos externos. Incluso el simple agotamiento puede impedir nuestra capacidad de escuchar. Esta es una de las razones por las que programar las conversaciones críticas es tan importante como tenerlas. Entrar en una conversación pesada o emocional cuando no se está preparado para escuchar generalmente no resultará bien.

Teoría actual

La escucha activa, a veces llamada escucha profunda, tiene que ver con la atención. Específicamente, es un término psicológico que se refiere a una forma de procesamiento intencional y enfocado de los estímulos auditivos que implica más que solo escuchar pasivamente las palabras mientras se pronuncian. La escucha activa requiere comprometerse conscientemente con todos los aspectos de la comunicación, verbal y no verbal, y demostrar esta participación a través de varias técnicas como reflexionar y cuestionar, que investigaremos más adelante.

Los seres humanos son criaturas sociales, por lo que tiene sentido que cualquier habilidad que refuerce nuestra capacidad para trabajar juntos defina nuestras relaciones con los demás.

En definitiva, la conexión que facilita la escucha es una necesidad humana fundamental porque nos permite interactuar y comprendernos. Desafortunadamente, esto no significa que nuestro cuerpo se comunicará con nosotros cuando no escuchemos de manera efectiva, de la misma manera que comunica el hambre cuando necesitas energía.

Escuchar es una habilidad que debemos cultivar a través de la práctica, la práctica, la práctica. Solo cuando estés familiarizado con los indicadores y hábitos de la escucha ineficaz podrás atraparte y corregirlos.

Aplicaciones terapéuticas y prácticas

Según la Asociación Americana de Psicología, se ha demostrado que la escucha activa es tan efectiva que es la técnica psicoterapéutica en la base de la terapia de atención centrada en el cliente. Los psicólogos emplean la escucha activa como estrategia para ayudar a garantizar que sus clientes aprovechen al máximo las sesiones de terapia. Esta técnica ayuda a garantizar que un terapeuta comprenda con precisión a los clientes en la mayor medida posible.

Por supuesto, es imposible experimentar la realidad de ser otra persona o tener sus experiencias, pensamientos y sentimientos exactos. Sin embargo, podemos obtener una mayor comprensión de los demás al optimizar nuestra capacidad de escucha.

Por esta razón, la escucha activa también es una técnica que se enseña comúnmente a los clientes en muchos tipos de terapia de relación, como la terapia de pareja. Las relaciones simplemente no pueden sobrevivir sin una comunicación efectiva, y esa comunicación es imposible sin escuchar.

También es notable que el concepto de terapia para curar heridas emocionales y comunicación rota se basa en la escucha activa.

Después de todo, los problemas deben entenderse antes de que puedan tratarse adecuadamente.

Fuera de la terapia formal, los conceptos de escucha activa se pueden aplicar a todo tipo de comunicación con beneficios similares. Dicho esto, es mucho más fácil volver a entrenarse para desarrollar hábitos de escucha saludables comenzando con un enfoque más formal y limitando su aplicación de técnicas de escucha a interacciones específicas. El enfoque sostenido consume energía, más aún cuando tu mente no está acostumbrada. Afortunadamente, nuestras mentes se pueden volver a entrenar y, una vez aprendidos, los hábitos que aprendemos tienden a permanecer hasta que los cambiemos intencionalmente. Una vez que estos hábitos se vuelvan más naturales, podrás integrar la escucha activa en todos los aspectos de la comunicación en tu vida y obtener los beneficios en los años venideros.

El impacto de escuchar en las relaciones

De alguna manera, es gracioso que sintamos la necesidad de distinguir entre relaciones personales y profesionales cuando hablamos de comunicación porque ambos tipos de relaciones requieren el mismo nivel de comunicación clara y escucha activa para prosperar. De hecho, todas nuestras interacciones humanas requieren una comunicación efectiva.

Por supuesto, el grado de implicación emocional es lo que distingue la categoría personal de la profesional.

En un entorno profesional, ser abierto sobre las experiencias y emociones profundamente personales es inapropiado, pero esta honestidad es esencial (en diversos grados) para una vida personal saludable. relaciones. Como probablemente ya se puede ver por los diversos calificadores, todas las relaciones son complejas y únicas, sin importar su categoría.

Cada una de estas dos categorías requiere su propia forma de comunicación honesta, pero estos diferentes estándares no hacen que un tipo de comunicación sea más fácil que el otro.

Escuchar es tan crítico en las interacciones profesionales como en las personales. Aunque el contenido de tu comunicación es diferente, las técnicas de escucha que aplicas para lograr el entendimiento son idénticas. Ambos los personales y las relaciones profesionales requieren establecer expectativas claras y respeto a través de la escucha activa.

· · ·

Desafíos cuando la gente no escucha

Cuando no prestas toda tu atención a otra persona, por el motivo que sea, estás comunicando que no valoras, o al menos subestimas, el tiempo y la atención que te están prestando.

Estás, en esencia, diciéndole a alguien que no lo valoras.

Si esto suena extremo, considera la última vez que alguien con quien estabas hablando se distrajo, tal vez por una conversación de texto en curso u otra interacción cercana. ¿Cómo te sentiste al perder su atención? ¿Tuviste la sensación de que les importaba la historia que les estabas contando o el mensaje que estabas tratando de comunicar? Probablemente no. La pérdida de atención e interés podría haberte hecho sentir inseguro o herido, tal vez incluso enojado. Por lo general, cuanto más significativo sea el contenido de lo que le estás diciendo a alguien, más intensa será tu reacción cuando sientas que la otra persona no te escucha o que la comunicación se ve socavada.

Si bien las distracciones ocurren todo el tiempo y, de hecho, son inevitables, la forma en que manejamos la comunicación en torno a las distracciones y otras interrupciones comunica cómo valoramos no solo esa información sino también esa persona.

· · ·

Las diversas barreras para escuchar pueden causar diferentes formas de conflicto y fallas en la comunicación. Algunos obstáculos para una buena comunicación pueden hacer que las personas se sientan menospreciadas y causar daño personal, mientras que otros dan lugar a malentendidos que pueden interrumpir los proyectos y socavar la confianza. Dependiendo de su profesión, las fallas en la escucha pueden desembocar en situaciones que amenazan la vida. Múltiples estudios han examinado cómo el campo de la atención médica se ve afectado negativamente por una escucha y comunicación ineficiente. Ya sea entre profesionales médicos o proveedores de atención médica y pacientes, esta ruptura de la comunicación nunca es algo bueno y puede tener graves repercusiones.

Para cada paso del proceso de escucha activa en los siguientes capítulos, proporcionaremos un ejemplo específico de cómo el comportamiento de escucha impacta directamente en la comunicación. En última instancia, demostraremos cómo tus elecciones sobre tu comportamiento de escucha y atención dan como resultado una comunicación de buena o mala calidad.

2

El Poder De La Escucha Activa

¿Qué es la escucha activa?

La escucha activa, como su nombre lo indica, se refiere a escuchar activamente: concentrarse completamente en lo que se dice en lugar de simplemente escuchar pasivamente el mensaje del orador. La escucha activa es la capacidad de concentrarse por completo en un orador, comprender su mensaje, comprender la información y responder con atención.

Los oyentes activos usan técnicas verbales y no verbales para mostrar y mantener su atención en el hablante. Esto respalda su capacidad de concentración y ayuda a garantizar que el hablante pueda ver que está concentrado y comprometido.

. . .

Si bien hay pasos específicos que puedes seguir para desarrollar hábitos de escucha activa, estas habilidades deben adaptarse a cada situación.

Aprender cuándo y cómo aplicar las habilidades de escucha activa es tan importante como aprender las habilidades mismas.

Beneficios de la escucha activa

A estas alturas, es probable que estés comenzando a comprender cómo la escucha activa puede impactar dramáticamente tus interacciones. Mejorar tu capacidad para empatizar y resolver problemas tiene implicaciones que se reflejarán en tus relaciones y productividad en todos los aspectos de tu vida. Pero consideremos algunos de los beneficios específicos de practicar la escucha activa:

- Establecer y reforzar la confianza.
- Demostrar preocupación.
- Desarrollar la sensibilidad a las señales no verbales.
- Comunicar respeto.
- Evitar la falta de comunicación.
- Obtén información completa.
- Conéctate a través de experiencias compartidas.
- Afirmar experiencias.
- Retener información.
- Manejar el conflicto emocional.

Debido a que la escucha activa te alienta a comprender mejor la perspectiva de la otra persona y empatizar con ella, las relaciones se benefician. Si bien esto se aplica a todas las actividades cotidianas, se vuelve aún más crítico en momentos de tensión y conflicto.

En un lugar de trabajo o entorno educativo, la escucha activa te permite ser un mejor colaborador y alumno porque te ayuda a comprender mejor a las otras personas involucradas.

En las entrevistas, las habilidades de escucha activa también son invaluables. Después de todo, para proporcionar una respuesta completa a cualquier pregunta, debes estar seguro de que comprendes la pregunta por completo y tienes todos los detalles y la información necesarios para formular una respuesta adecuada.

En cualquier interacción, la escucha activa refuerza los hábitos de paciencia. Al concentrarte verdaderamente en lo que la otra persona te está comunicando, sublimas tu necesidad de interrumpirla o hablar por encima de ella. Como resultado, conocer gente nueva y ampliar tu red social es más fácil para los oyentes activos. También tiende a ser más fácil para las personas más naturalmente pacientes internalizar los diversos pasos involucrados en la escucha activa. No estamos diciendo que debas ser paciente para escuchar;

estamos diciendo que es posible que debas esforzarte un poco más si la paciencia no es algo natural para ti.

Cuatro objetivos de escuchar

En general, escuchamos para lograr cuatro objetivos primarios. Escuchamos:
1) Para obtener información
2) Para comprender información o personas
3) Para disfrutar
4) Para aprender

Cada uno de estos elementos es importante para vivir una vida feliz y productiva. Las personas que crecen con habilidades de comunicación interpersonal limitadas o ausentes sufren la pérdida por el resto de sus vidas. Si bien podemos obtener información y aprender en soledad, los estudios muestran que retenemos e internalizamos mejor la información a través de interacciones con otras personas. Incluso escuchar activamente música grabada nos brinda la oportunidad de compartir experiencias y emociones.

Barreras para la escucha efectiva

Antes de que podamos implementar las técnicas involucradas en escuchar bien, primero debemos eliminar esos hábitos que bloquean nuestra capacidad de escuchar. Ten en cuenta que la lista a continuación no es exhaustiva; no hay forma de que pudiera ser así. Mientras haya cientos de variaciones de las barreras que interrumpen nuestra capacidad de escuchar bien, se clasifican fácilmente por hábitos comunes, que incluyen:

Interrumpir o cambiar de tema

Hablar sobre alguien le dice a esa persona que valoras tus pensamientos e ideas más que los de ellos. En la mayoría de las culturas, esto también transmite una falta directa de respeto por la persona.

Incluso si no estás de acuerdo o tienes una respuesta emocional a lo que alguien dice, es importante recordar que la forma en que eliges decir algo es tan significativa como lo que dice.

Además, cuando hablas, no escuchas. Por mucho que disfrutemos creyendo en nuestra destreza multitarea, es imposible hacer ambas cosas simultáneamente o, al menos, no bien.

Apresurarse

Del mismo modo, apresurar a alguien para que complete un pensamiento indica que valoras tu tiempo por encima del de ellos. Si consideran que lo que tienen que decir vale la pena el tiempo para decirlo, debes respetar eso. Hay, por supuesto, excepciones y emergencias. Usa tu juicio. Sin embargo, si realmente no tienes tiempo para conversar, simplemente puedes solicitar tener la conversación en un momento en el que puedas prestar toda tu atención al orador. Esta cortesía en sí misma indica respeto por el individuo y sus ideas.

Evitar el contacto visual

Mantener el contacto visual (¡Ten en cuenta que no estamos hablando de mirar fijamente!) mantiene nuestra atención enfocada en la persona que está hablando. Mucho de esto implica cómo la mente humana procesa la información en función de cómo se construyen nuestros cuerpos. Considera la forma y la ubicación de sus orejas.

Están diseñados principalmente para amplificar los sonidos que provienen directamente de nuestro frente. Donde dirigimos nuestro campo de visión es donde captaremos los sonidos con mayor eficacia. Escuchar, en efecto, se reduce tanto a la anatomía como a la psicología. Considera situaciones en las que alguien evita activamente hacer contacto visual contigo. Por lo general, esto indica que se sienten incómodos de alguna manera. Tal vez algo más les esté llamando la atención más que tú. Incluso pueden estar mintiendo.

Confiar en la comunicación digital y evitar las interacciones cara a cara aumenta las probabilidades de falta de comunicación y, en algunos casos, se siente completamente desdeñoso.

Las señales no verbales transmiten mucho sobre cómo se siente alguien y qué tan bien está recibiendo la información.

También hace que sea más fácil hacer preguntas motivadoras basadas en señales como vacilación u otros indicadores de incertidumbre. Si puedes hacer tiempo para una interacción cara a cara, házlo, los emoticonos, al final del día, solo pueden comunicar mucho. Los cientos de músculos del rostro humano funcionan mucho mejor.

Rastreo de conejos

Rastreo de conejos es el término que se utiliza cuando elegimos centrarnos en un solo detalle de lo que alguien ha dicho simplemente porque nos interesa o nos molesta.

Hacer esto nos distrae del punto más amplio de lo que

estaban tratando de decir. En entornos profesionales, especialmente, esto desperdicia una cantidad significativa de tiempo, disminuye la productividad y crea una frustración innecesaria.

Es importante considerar el contexto de tu comunicación como un componente clave de tu escucha. En un entorno social informal, seguir a los conejos puede ser una forma de compartir y vincularse, pero también puede causar frustración, especialmente si se convierte en un hábito habitual.

Descartar o bromear

El humor tiene su lugar en las interacciones saludables, pero es inapropiado si se usa para menospreciar a otra persona o sus ideas o incluso si simplemente distrae la atención de un punto que la persona está expresando. Los comentarios sarcásticos o cortantes no solo restan valor a lo que una persona está diciendo, sino que también socavan el respeto por esa persona.

Una broma interna compartida con otra persona en un entorno grupal es igualmente dañina porque crea subdivisiones dentro de la dinámica del grupo además de otros problemas. Ser desdeñoso, de cualquier forma, transmite una falta de respeto y te impide aprender.

. . .

Esperando

Podrías estar pensando: "¿No es bueno esperar a que la otra persona termine de hablar antes de hacer algo bueno?" Si bien la paciencia es fundamental para escuchar con eficacia, concentrarte en el pensamiento o la respuesta en tu mente mientras esperas que termine de hablar no es paciencia, es egoísmo. ¿Es su momento de perspicacia o anécdota tan importante que vale la pena no procesar el resto de lo que dice una persona? Por supuesto, esta barrera es situacional. En general, sin embargo, si vale la pena hacer un punto, tu mente le pedirá que lo vuelva a mencionar más tarde.

Esperar incluye casos de escuchar con un objetivo ya en mente.

Cuando participes en una conversación diseñada para guiar a la otra persona hacia un resultado específico, en realidad no estarás escuchando en absoluto. Estarás elaborando estrategias y te distraerás de lo que están diciendo. Este es un mal hábito común en el que las personas tienden a caer en roles de supervisión. Recuerda, puedes comunicar tu objetivo final a la otra persona por adelantado o elegir esperar hasta después de escucharla para moverte en esa dirección. Si realmente estás escuchando lo que dice tu colega, es posible que descubras una solución completamente nueva que no se le habría ocurrido por su cuenta.

Escuchar de manera eficaz implica forzar tus propias opiniones sobre lo que debería o no debería pasar a veces para pasar a un segundo plano. Debes estar abierto a nuevas perspectivas y experiencias.

Desconectar

Esto puede implicar todo, desde desconectarte emocionalmente de una conversación hasta simplemente distraerte. Si necesitas un descanso de una interacción emocional, es importante comunicarlo y continuar la conversación más tarde cuando estés preparado para participar activamente. Si tu mente divaga porque estás exhausto, se aplica el mismo principio. Comunica cómo te sientes para que la otra persona no tome tu falta de atención como un reflejo de tu opinión sobre ellos o sus ideas. Si te sorprendes evitando el contacto visual, esta es una indicación útil de que puedes estar desvinculándote de lo que alguien está diciendo.

Juzgar

Esta es una barrera difícil de evitar porque todos los humanos tienen opiniones. Sin embargo, juzgar es algo más que tener tus propias opiniones; se trata de proyectarlos en otra persona.

. . .

Juzgar se puede comunicar de muchas maneras. Incluso si no dices nada, tu lenguaje corporal es revelador. Además, una vez que has emitido un juicio sobre una persona o una idea, cierras la posibilidad de verla a ella o a su idea de cualquier otra forma. Dejas de escuchar porque ya has decidido cómo te sientes acerca de lo que estás diciendo. Esto ocurre a menudo cuando las personas permiten que los estereotipos nublen tu pensamiento o llegan a un juicio rápido basado en una molestia provocada por algo inherente a la otra persona o algo que dijo.

Estar en desacuerdo con lo que alguien ha dicho no es una buena razón para dejar de escucharlo. En todo caso, es una razón para escuchar más profundamente e intentar comprender su punto de vista, especialmente si deseas que le devuelvan esta cortesía.

Distraerte

Las distracciones son quizás la barrera más importante para escuchar de manera efectiva porque a menudo son inevitables. Si bien muchas personas pueden mantener una escucha de alta calidad durante un período breve, las distracciones pueden descarrilar rápidamente incluso una comunicación eficaz y dificultar la recuperación.

· · ·

Desarrollar nuevos hábitos que apoyen la escucha activa implica tomar decisiones y cambiar comportamientos mucho antes de estar en una situación de escucha. Por ejemplo, supón que estás participando en una interacción planificada, una cena informal o una reunión individual. Incluso si el entorno es informal, puedes optar por silenciar tu teléfono celular y seleccionar un entorno de antemano que sea propicio para conectarte de manera efectiva. Para diferentes situaciones, esto podría verse diferente. Por ejemplo, una cita nocturna será mucho más efectiva cuando estén cara a cara en una mesa en un restaurante tranquilo en lugar de sentarte uno al lado del otro en la barra del restaurante. Adapta el lugar a la interacción y planifica de antemano cómo puedes minimizar las distracciones. En un entorno de oficina, es posible que tengas tus llamadas en espera, por ejemplo.

A menudo, nuestros propios pensamientos son los que nos distraen. Se ha demostrado que las prácticas regulares de meditación o atención plena son efectivas en este sentido. Crea un tiempo fijo en la mañana durante el cual concentres tu mente en examinar y liberar pensamientos que de otro modo podrían entrometerse y distraerte durante el día. Otro método es escribir un pensamiento o una preocupación persistente para que tu mente no sienta la necesidad aguda de aferrarse a él durante todo el día si el diario y la atención plena no son para ti, busca otras estrategias que puedan ayudarte a abordar la distracción. Incluso eliminar los estimulantes como la cafeína podría ayudar.

. . .

Hábitos de escucha

Nuestros hábitos de escucha se desarrollan con el tiempo. Algunos son neutrales, pero la mayoría se inclina hacia lo positivo o lo negativo en función de su impacto en nuestra capacidad para comunicarnos bien. Es esencial identificar primero sus hábitos de escucha negativos para que pueda detectarlos a medida que ocurren y reemplazarlos con hábitos de escucha positivos.

Por supuesto, los hábitos, por definición, nos son tan familiares que son inconscientes. A menudo es difícil notar, y mucho menos corregir, los comportamientos habituales. Aquí es donde entra en juego el apoyo. Vale la pena decirle al menos a una persona de confianza que estás trabajando para corregir un comportamiento específico y pedirle ayuda.

Cuando notan que vuelves a caer en el hábito negativo, pueden alertarte (idealmente de inmediato, pero a veces es necesario esperar a un entorno más privado). ¡Solo recuerda no castigarlos por hacer lo que pediste! No es fácil ser llamado por nuestras fallas.

Identificar hábitos negativos de escucha

. . .

Para ayudarte a identificar tus hábitos de escucha negativos, comienza por volver a leer esta lista de ejemplos. Ciertos patrones o situaciones puedan sentirse incómodamente familiares.

- Interrumpir
- Apresurarse
- Evitar el contacto visual
- Rastreo de conejos
- Despedir o bromear
- Esperar
- Desconectarse
- Distraerse

Recuerda algunas de tus conversaciones recientes. ¿Participaste en algunos de estos malos hábitos? ¿De ser así, cuáles? Sé honesto contigo mismo. Probablemente sucumbiste a más de uno. Incluso puedes deslizarte en todos ellos de vez en cuando.

¡Es por eso que estás leyendo este libro ahora, para averiguar cómo cambiar esos hábitos por otros mejores!

Otro buen enfoque es preguntarle a un amigo de confianza si ha notado que alguno de estos hábitos se repiten cuando lo estás escuchando. Intenta no ponerte a la defensiva cuando te lo digan. Los miembros de la familia a menudo son mejores para denunciar los hábitos de escucha negativos porque los han experimentado durante más tiempo y es menos probable que los racionalicen en nuestro nombre. También pueden aprovechar la oportunidad de ser, por decirlo amablemente, servicialmente críticos. ¡Recuérdales que también sean amables!

Desarrolla hábitos positivos de escucha

Una de las formas más efectivas de abordar los hábitos de escucha negativos y corregirlos es reemplazándolos directamente con hábitos positivos. En los siguientes capítulos, profundizaremos en estos hábitos y por qué son herramientas efectivas para promover la escucha activa. Cada una de estas herramientas se divide en pasos manejables, pero ten en cuenta que no existe un patrón establecido para escuchar activamente.

Cada paso está interconectado con el resto.

Idealmente, cada uno de estos elementos está en funcionamiento cada vez que escuchas. Identificar pasos específicos que te ayudarán a contrarrestar tus hábitos actuales es un excelente lugar para comenzar, pero es fácil sentirte abrumado. Comienza concentrándote en reemplazar un mal hábito de escuchar con un solo paso de escucha activa. Cada vez que te sorprendas volviendo a ese hábito, detente y piensa en lo que estás haciendo y por qué.

Incluso puedes considerar pedirle a la persona que habla

que le dé un momento para ordenar tus pensamientos para que no dejes de escuchar mientras tanto.

3

Paso 1: Centra Tu Atención

Al menos una vez en nuestra infancia, todos podemos recordar que nos dijeron que nos concentráramos. Desafortunadamente, enfocarte es más fácil decirlo que hacerlo, pero existen estrategias que pueden ayudar. Recuerda, antes de que puedas comenzar a desarrollar hábitos positivos de atención, es importante eliminar los negativos que interrumpirán tu capacidad de concentración.

Eliminar distracciones

Las distracciones son el disruptor más común de la escucha activa. Parte de la razón es que algunas distracciones e interrupciones están fuera de nuestro control. Como dicen, pasan cosas. En estas situaciones, es crucial planificar cómo abordarás una distracción que desvía tu atención de lo que alguien está diciendo. Pensar en posibles escenarios de distracción te ayuda a prepararte para los momentos en que inevitablemente suceden.

Con preparación, puedes equiparte con respuestas específicas y evitar, en la medida de lo posible, que te pillen desprevenido.

Por ejemplo, imagina que estás escuchando a un amigo mientras caminas hacia el parque local, y alguien más que conoces (pero que no es familiar para tu amigo) se acerca e interrumpe tu conversación. ¿Cuál es una respuesta menos grosera dejar de escuchar y saludar al recién llegado o ignorar al intruso y seguir escuchando?

Es una decisión difícil. Impulsivamente, en ese momento, ¿qué harías? En la práctica, la mayoría de nosotros dejaría de escuchar y saludaría al recién llegado. Si bien no hay nada intrínsecamente malo en esta respuesta, es importante pensar en lo que este comportamiento le comunica al amigo que ha estado hablando contigo.

¿Hay alguna manera de desconectarte de la primera conversación para abordar la interrupción que transmite que aún deseas escuchar lo que están diciendo? ¡Absolutamente!

Piensa y articula algunas respuestas específicas. Repítelas en un espejo, o tal vez en la ducha o en el auto, hasta que te vengan rápidamente a la mente. La próxima vez que ocurra una interrupción inesperada, debes estar mejor preparado.

Sin embargo, recuerda cumplir con lo que dices, o la pérdida de atención se verá agravada por tu falta de cumplimiento de tu palabra. Si le dijiste a tu amigo: "Retén ese pensamiento por un momento. No quiero perderme el resto de la historia", asegúrate de pedirle que continúe una vez que termine la interrupción. Además, asegúrate de devolverles toda tu atención.

Las interrupciones tienden a fracturar la concentración más allá de un solo momento.

Esto es sólo un ejemplo. Hay distracciones potenciales casi ilimitadas fuera de tu control, así que concéntrate en algunas de las más comunes que experimentas. Considera representar algunas situaciones con un familiar o amigo si tienes dificultades para visualizar tu respuesta en el momento. Cuanto más trabajo hagas por adelantado, serás un mejor oyente.

Otras distracciones están bajo nuestro control y tienden a ser más insidiosas. Las distracciones que permitimos que ocurran son generalmente comportamientos en los que queremos participar o que proporcionan algún tipo de refuerzo positivo. Por ejemplo, interrumpimos a alguien para recibir una llamada telefónica de un amigo. Una distracción común es enviar mensajes de texto intermitentemente durante una conversación en persona.

Por lo general, la persona que ya está entablando una conversación contigo debe tener prioridad, sin importar la cercanía de su relación contigo. Si estás hablando por teléfono con alguien, concéntrate en completar esa llamada y escucha con toda tu atención lo que se dice antes de participar en otra interacción.

Es más significativo que cada persona tenga toda su atención a que ambos obtengan sólo una participación parcial de ti. Tu atención dividida comunica una falta de interés y respeto.

Estar Presente

Una vez que comiences a corregir tus hábitos negativos, puedes concentrarte en mejorar específicamente los positivos, enfocando toda tu atención en el momento, también conocido como estar presente. Es interesante la frecuencia con la que nuestro yo físico puede estar presente cuando nuestra mente está completamente en otra parte.

Puede que te estés desconectando intencionalmente o simplemente permitiendo que tus pensamientos divaguen mientras escuchas. Como se discutió en el capítulo anterior, la desconexión intencional a menudo implica angustia emocional de algún tipo. Date permiso, y respeta a la otra persona, para detener una conversación en lugar de permitir que continúe de forma unilateral. Pide reanudar la conversación cuando estés preparado para participar por completo. Dependiendo de la situación, es posible que debas ser más o menos firme con tu solicitud de pausa.

Mucho más común es perderse en nuestros propios pensamientos o en un monólogo interior. Abordar este problema requiere desarrollar la habilidad del silencio.

Si esto suena intimidante, probablemente se deba a que el silencio es muy poco familiar para la experiencia diaria de la mayoría de las personas.

Los hábitos saludables son un poco diferentes para cada uno de nosotros porque la salud se ve un poco diferente para cada individuo. Lo que funciona para despejar la mente de otra persona podría no funcionar para ti. Algunas personas confían en las prácticas de yoga o meditación. Otros reservan tiempo diario para dedicarse a la atención plena. Algunas personas salen a caminar.

Si tienes dificultades para mantener tu atención en la persona que te habla, puedes intentar imaginar tu atención como si tuviera una forma física, como un rayo de luz que se proyecta desde tu mente o tus ojos, por ejemplo. Esto hace que sea más fácil atrapar y redirigir ese rayo cuando comienza a desviarse. Si bien esto puede parecer extraño al principio, la práctica y la repetición son la única forma de crear nuevos hábitos. Hagas lo que hagas para concentrarte, trata de pasar algún tiempo pensando sobre tu atención y lo que significa comprometerla completamente.

El mito de la multitarea exitosa es precisamente eso, un mito.

Si bien es posible participar en múltiples tareas simultáneamente, esto requiere dividir tu atención y, al final, no darle a ninguna tarea el beneficio de tu enfoque completo.

Ayuda a recordar por qué estás haciendo este esfuerzo para centrar tu atención en mejorar tus habilidades de escucha y, por lo tanto, mejorar tus relaciones y productividad.

La atención dividida es, en muchos sentidos, peor que la falta de atención. Cuando te presentas a ti mismo como si estuvieras escuchando, a través de palabras o acciones, es vital que realmente estés comprometido. Si no, estás, en efecto, mintiendo.

. . .

Tiene sentido que alguien se sienta traicionado si descubre, mientras habla contigo, que no has retenido la información que te dio. Al comenzar esa interacción, entró en un contrato social informal, intencionalmente o no. La forma en que elija manejar ese contrato es su responsabilidad. ¿Dedicarás tiempo y esfuerzo a leer la letra pequeña y descubrir lo inesperado, o vas a hojear?

Vale la pena señalar que cualquier persona que se enfrente a un trastorno de atención ya está en desventaja cuando se trata de centrar su atención. Si esto se aplica a ti, los profesionales médicos suelen ser el mejor recurso para determinar estrategias adicionales que te ayuden a mejorar tu enfoque.

Consejos Prácticos

Para muchas personas, mantener el enfoque es uno de los aspectos más desafiantes de la escucha activa.

Hemos creado algunos ejercicios prácticos y sugerencias para cualquiera que tenga dificultades para mantener la atención para facilitar un poco el trabajo. A medida que comiences a practicar, ten en cuenta que cuanto más frecuentemente uses tus nuevas habilidades de escucha activa, más rápido se consolidarán en un hábito.

· · ·

Elige la estrategia que mejor se adapte a tu estilo de vida y horario; cuánto más fácil sea implementar un ejercicio, más probable es que sigas haciéndolo.

Enumerar y descartar distracciones

Antes de comenzar una conversación, pídele a la otra persona que te dé un minuto para aclarar tus pensamientos. Siéntate o párate, lo que te resulte más cómodo. Recorre mentalmente cada cosa que llame tu atención mientras esperas. Esto puede ser cualquier cosa, desde el clima exterior hasta un ventilador traqueteando, el olor del almuerzo de tu compañero de trabajo o tu propia lista mental de tareas pendientes. Una a la vez, mantén estas distracciones en tu mente y piensa en descartarlas. Al final del minuto, sostén a la persona que está a punto de hablar en tus pensamientos. Luego, comienza tu conversación.

Marca tu calendario o crea una lista de verificación

Al menos una vez al día durante las próximas tres semanas, prográmate para escuchar activamente a alguien o algo durante al menos cinco minutos.

Esto podría ser un amigo o incluso un podcast. Asegúrate de que no haya nada más programado durante este tiempo.

. . .

Ejercicio

Los estudios demuestran que el ejercicio puede mejorar su capacidad de concentración. Crea una rutina de ejercicios simple basada en los momentos o situaciones en las que más necesites usar tus habilidades de escucha activa. Un buen método para facilitar la concentración es aumentar la frecuencia cardíaca durante al menos 20 minutos dentro de una hora o dos de cuando debes comenzar a centrar tu atención.

Apaga las distracciones digitales

Aléjate o apaga las pantallas y las notificaciones cada vez que estás a punto de entrar en una conversación.

Meditar

La meditación es un excelente medio para silenciar tus pensamientos. Para realizar una meditación sencilla, siéntate en un lugar cómodo. Junta tus dedos suavemente en tu regazo.

Cierra tus ojos. Inhala profundamente por la nariz y exhala lentamente por la boca.

Mientras exhalas, relaja tu cuerpo. Piensa en tu respiración. Concéntrate en el aire que llena y sale de tus pulmones y nada más. A medida que se te ocurran pensamientos, déjalos alejarse. Continúa respirando uniformemente durante 15 minutos.

4

Paso 2 - Demuestra Que Estás Escuchando

El viejo adagio "las acciones hablan más que las palabras" existe por una razón. Escuchar a alguien los beneficia a ambos mucho menos si esa persona no está segura de tener toda su atención. Cuando alguien cree que no estás comprometido, es menos probable que se comprometa por completo, y es probable que su comunicación mutua se rompa y sea mucho menos productiva.

Reconocer al orador

Demostrar que estás escuchando comienza con un conocimiento del hablante. Esto puede ser tan simple como decir su nombre o dirigirse a ellos por su título oficial. El conocimiento apropiado variará con la situación. También puedes incluir una pregunta, como "¿Tienes algo de lo que quieras hablarme?". Pero, ¿por qué es tan importante este reconocimiento? Considera el siguiente ejemplo:

. . .

Tu compañero de trabajo entra en tu oficina. Empiezas a preguntarles sobre un proyecto y ambos hablan de eso por un rato. Finalmente, te das cuenta de que casi llegas tarde a una reunión y te disculpas por tener que interrumpir la conversación. Tu compañero de trabajo te dice que no te preocupes por eso, y ambos van por caminos separados. ¿Qué salió mal? ¿Lo atrapaste?

A pesar de que no tenías la intención de hacerlo, no dejaste espacio para que tu compañero de trabajo expresara la pregunta que originalmente vinieron a tu oficina para preguntar. Incluso cuando están en términos amistosos, tal vez sean amigos fuera del trabajo; permitiste la suposición de que hablarían si el asunto era importante para darte permiso para dominar la conversación. Puede que no haya sido tu intención, pero priorizaste lo que tenías que decir sobre lo que la otra persona tenía que decir. No mostraste un comportamiento de escucha.

Escuchar comienza cuando te detienes y enfocas tu atención en otra persona, incluso si aún no ha comenzado a hablar. Al reconocerlos, comunicas que los valoras lo suficiente como para querer saber si tienen algo que decir. Puede que no, pero, de cualquier manera, has demostrado que respetas sus ideas.

. . .

Les das tiempo para reorientarse para una conversación y organizar sus pensamientos sin responderte de inmediato. Estás proporcionando una apertura para que la otra persona hable.

También te recuerda escuchar con esta técnica. Reconocer es un buen hábito para incitarlo a enfocar toda tu atención y prepararte para escuchar.

El reconocimiento tampoco debe limitarse al comienzo de las conversaciones. Cada vez que una persona comienza a hablar, debe reconocer que es su turno, como si pasara un "palo parlante" invisible. Su conocimiento ni siquiera necesita ser audible. Puedes comunicar mucho simplemente a través del lenguaje corporal y redirigiendo tu atención. Sin embargo, probablemente te ayude decir o hacer algo para indicar que has comenzado a escuchar.

Presta Atención Al Lenguaje Corporal

Incluso si no tienes una formación formal en la lectura del lenguaje corporal, ciertos comportamientos, gestos y posturas transmiten actitudes específicas o "leen" de cierta manera. Nos comunicamos más de forma no verbal, en términos de emoción, que con palabras. Solo piensa en cuánto te comunicas con una simple mirada.

. . .

Mientras alguien habla, parte de centrar tu atención significa prestar mucha atención tanto a lo que te dicen tus palabras como a tu cuerpo. Si alguien tiene los hombros encorvados, es posible que te sientas intimidado o molesto. Si tus brazos están cruzados, pueden sentirse a la defensiva. Las expresiones faciales son parte de esto. A veces, las palabras de alguien y lo que transmite su cuerpo no se alinean.

Aquí es cuando es más importante prestar atención al lenguaje corporal y parte de por qué es tan importante brindarle a alguien toda tu atención. No sabrás qué preguntas hacer si te pierdes la mitad de lo que se dice (no verbalmente).

Si bien leer el lenguaje corporal es esencial, es necesario encontrar un equilibrio. No querrás estar tan absorto en leer las señales del cuerpo que dejes de escuchar lo que alguien dice. En general, puedes usar pausas o espacios en la conversación para verificar si el lenguaje corporal ha cambiado significativamente. Afortunadamente, nuestra mente procesa gran parte de esta información de forma natural. Cuanto más centres tu atención en la comunicación del lenguaje corporal, llegará más natural y menos necesitarás concentrarte en sentir cómo se siente alguien mientras lo escuchas.

Proporcionar Señales No Verbales

· · ·

Mientras escuchas, es importante continuar proporcionando al orador señales claras de que sigue teniendo tu atención. Así como estás leyendo su lenguaje corporal, ellos están leyendo el tuyo.

Considera cuánto se comunica de forma no verbal la persona a la que estás escuchando. Están captando aún más de tus señales no verbales cuando estás escuchando porque no tienen señales verbales. Es importante mantener:

- Lenguaje corporal positivo.
- Señales de interés.
- Contacto visual.

El lenguaje corporal positivo es, en general, cualquier cosa que comunique apertura y alerta. Sentarse, volverse hacia una persona y los brazos cruzados son indicadores positivos. Las señales de interés incluyen dedos inmóviles, expresiones pensativas y atentas y mínima inquietud. Sobre todo, el contacto visual comunica dónde está tu atención.

Esto no significa mirar fijamente; de hecho, mirar fijamente comunica hostilidad, exactamente lo contrario de lo que quieres transmitir cuando escuchas activamente. Mientras que tu, como oyente, de vez en cuando mirarás hacia otro lado o mirarás a la distancia media mientras buscas pensamientos, recuerda traer tus ojos y atención de nuevo al orador. Les dirá que los estás escuchando, y tampoco es un mal recordatorio para ti.

Consejos Prácticos

Mostrarle a alguien que estás escuchando puede resultar bastante incómodo al principio. Puede sentirse hiperconsciente de su lenguaje corporal y de cómo podría estar distrayendo a la persona que está hablando. La mejor forma de superar este malestar es practicar unos sencillos ejercicios hasta que este lenguaje corporal se convierta en un hábito.

Crear nuevos hábitos lleva tiempo, por supuesto. Sin embargo, cuanto más a menudo puedas practicar, más rápido podrás dejar de concentrarte en cómo estás comunicando que estás escuchando y, en cambio, solo concentrarte en escuchar.

Práctica en un espejo

Párate o siéntate en una silla frente a un espejo para que puedas ver la mayor parte de tu cuerpo en el reflejo. Idealmente, el espejo será de cuerpo entero y de tres a cuatro pies frente a ti. Ahora, practica algunas posturas atentas. Inclínate ligeramente hacia adelante, lo suficiente para cambiar tu peso sin sentirte incómodo. Inclina la cabeza ligeramente hacia adelante o hacia un lado. Haz contacto visual con tu reflejo.

Frunce el ceño ligeramente para indicar concentración.

Asienta lentamente. Mantén los brazos sueltos a los costados o ten las manos en el regazo. Mantén las piernas paralelas o ligeramente abiertas, no cruzadas. Repite estas posturas frente al espejo durante 10 minutos al día durante las próximas tres semanas.

Céntrate en características faciales separadas

Este es un excelente ejercicio para cualquiera que tenga dificultades para mantener el contacto visual sin mirar fijamente.

Cuando hables con alguien, concéntrate en sus rasgos faciales uno a la vez. Comienza con sus ojos, si te resulta cómodo. De lo contrario, elige otra característica primero.

Mientras la persona te habla, cambia lentamente tu mirada entre las diferentes características de su rostro. Con el tiempo, incorpora un contacto visual más sostenido. Este ejercicio mantendrá tu mirada fija en la persona que habla y comunicará tu atención mientras te ayuda a sentirte cada vez más cómodo manteniendo un contacto visual casual.

· · ·

La gente mira

Aunque suene tonto, la próxima vez que estés sentado en público, como en un restaurante o en un autobús, observa a la gente. Mira cómo se sienta la gente cuando está relajada y cómoda. Presta atención a cómo organizan sus extremidades y mueven sus brazos cuando hablan. Trata de identificar a las personas que parecen estar a la defensiva o cerradas, y piensa en cómo los aspectos específicos de tu postura y lenguaje corporal transmiten esta impresión. Esto ayudará a tu cerebro a reforzar el vínculo entre la postura y la psicología.

5

Paso 3 - Escuchar Para Aprender

ESCUCHA la intención

Cuando alguien está hablando, es fácil aferrarse a términos o frases específicas o incluso oraciones completas y optar por interpretarlas literalmente. Malinterpretar el lenguaje corporal influye en esto. Es crucial que escuches para tratar de entender lo que la persona quiere comunicar, que puede ser (ya menudo lo es) mucho más que la interpretación literal de las palabras que dice.

Tomando las cosas literalmente

La escucha profunda implica más interpretación que solo entender lo que te dice una oración. Debes aplicar toda tu atención para determinar el mensaje completo. Específicamente, esta es un área donde el juicio puede ser una trampa seria.

Es tentador usar las palabras reales de alguien para juzgarlos a ellos o sus ideas, consciente o inconscientemente, por lo que desafiar esos juicios y suposiciones es crucial para una comunicación efectiva.

Por ejemplo, si alguien te pide que te sientes porque quiere hablar contigo "sobre tu lenguaje grosero", podría ser tentador aferrarte a la palabra "grosero" para contrarrestar los puntos que trata de hacer. Podría decir que su juicio sobre lo que consideran grosero no debería dictar sus elecciones personales de lenguaje. Si bien es conveniente para ti, porque significa que no tendrás que considerar su comportamiento más profundamente o piensa por qué alguien está recibiendo tu lenguaje como grosero; esta es una forma de evitar reconocer la intención detrás de las palabras.

Estás eligiendo permitirte esa elección de palabras para reforzar un juicio que deseas hacer porque te permite descartar el argumento de la persona en lugar de abordarlo con seriedad.

Esta es una táctica defensiva común, y nuestros cerebros tienden a pasar por alto nuestro razonamiento para salir en nuestra defensa, por lo que es importante ser consciente y combatir esta tendencia.

. . .

Mientras que escuchar lo que alguien dice es esencial, la escucha profunda requiere escuchar lo que tiene la intención de decir en lugar de solo la comunicación superficial de las palabras. Esta es también una gran oportunidad para desafiar tus tendencias hacia el juicio.

Si te encuentras desdeñoso debido a la forma en que alguien habla, por ejemplo, debido a su acento o patrones de habla, esto indica un hábito de escucha negativo.

Lectura de la mente

El aferrarte a interpretaciones literales también ocurre cuando las personas se dedican a leer la mente. En otras palabras, cuando imaginas lo que otra persona está pensando y actúas como si esa intención imaginaria fuera su intención real, estás fallando en escuchar. En lugar de eso, estás escuchando lo que quieres escuchar. Es posible que descubras que incluso has estado tratando de llevar la conversación en una dirección específica, y esta intención imaginaria es una forma conveniente de llevarte allí sin sentirte culpable.

Como en todos los aspectos de la escucha activa, es importante desafiar tus propios prejuicios y hábitos negativos o egoístas. Sin embargo, cuando todo tu enfoque está realmente en la otra persona, esto se vuelve mucho más fácil.

· · ·

Forma Una Imagen Mental

Una estrategia comprobada para mantener la atención sostenida es formarte una imagen mental de lo que se describe. Para cualquiera cuya atención tiende a divagar, esta suele ser una gran solución. Puedes involucrar tu cerebro en varios niveles, por lo que si te aburres fácilmente cuando alguien habla mucho, considera practicar esta técnica.

Ten cuidado, sin embargo. Es fácil dejar de formar imágenes mentales que te mantienen absorto escuchando imágenes tangenciales y errantes. Esta técnica funcionará mejor para algunos que para otros. Si ya tienes una tendencia a soñar despierto o a "espaciarte" cuando alguien más habla, probablemente sea una buena idea seguir buscando otra estrategia que te ayude a escuchar la intención.

De manera más práctica, si alguien está describiendo una ubicación física o una interacción, crear una imagen mental mejora tu capacidad para seguir lo que estás diciendo y, como descubriremos, hacer las preguntas apropiadas para obtener información completa o "completar" esa imagen.

Escucha El Contenido Y El Contexto

. . .

Para asegurarte de obtener la imagen completa, recuerda considerar tanto el contenido, las palabras y el contexto del discurso de alguien. Dependiendo de la situación, esto puede significar varias cosas. Podría significar recordar que tomaron un par de margaritas con la cena, por ejemplo, que probablemente estén influyendo en tu tendencia a ser más frívolos sobre un tema serio de lo que normalmente serían. Es posible que hayan tenido un día difícil o estresante. Incluso podrían distraerse con algo fuera de la conversación.

Considerar el contexto podría incluso involucrar la ubicación física donde se lleva a cabo una conversación.

Las conversaciones que se mantienen dentro de los hospitales, incluso sobre temas mundanos, suelen ser más cargadas o importantes que las conversaciones que tienen lugar en otros lados. Como seres humanos, a menudo tenemos asociaciones emocionales con lugares particulares; es por eso que encontrar el escenario adecuado para una cita nocturna es tan complicado. Para una primera cita, deseas establecer un cierto tono, mientras que, para una relación de años, es probable que estés interesado en otra atmósfera por completo.

También debes considerar cómo la presencia de otras personas (incluyéndote a ti) está afectando directamente lo que alguien está diciendo. La comunicación no puede ocurrir en el vacío, y toda comunicación está influenciada por las personas que participan en ella. Incluso como oyente, quizás especialmente como oyente, influye en lo que se dice y cómo se dice.

Por ejemplo, si alguien es consciente de que cierto tema puede ser delicado para ti por alguna experiencia pasada que hayas tenido, alterarán la forma en que hacen referencia a ese tema.

Debes ser consciente de las muchas influencias en el trabajo.

Dicho esto, es imposible vivir dentro de la cabeza de otra persona y comprender las influencias exactas en tu pensamiento y el contexto preciso de tus palabras. Todo lo que puedes hacer es lo mejor que puedas.

Es decir, puedes optar por centrar toda tu atención en determinar tanto como puedas sobre las fuerzas que actúan sobre las palabras de alguien mientras las escucha. Cuanto más puedas averiguar, mejor oyente te convertirás.

Consejos Prácticos

Este paso puede parecer particularmente desafiante porque no hay comportamientos físicos para practicar de la misma manera que con algunos de los otros pasos. Aunque escuchar para comprender es más abstracto, hay algunos ejercicios mentales que pueden ayudarte a volver a entrenar tu cerebro para prestar más atención al contenido de lo que alguien te está diciendo y cómo te sientes acerca de lo que estás diciendo.

Aunque ya hemos discutido cómo crear una imagen mental para ayudarte a concentrarte y ampliar tu comprensión de lo que alguien te está diciendo, hay varios otros ejercicios simples que puedes practicar que te ayudarán a mejorar tu comprensión al escuchar.

Crear resúmenes después de las conversaciones

Durante las próximas semanas, lleva un cuaderno contigo o crea una nota en tu teléfono dedicada a resúmenes de conversaciones. Al final de cada conversación durante este tiempo, escribe un resumen de la misma. Dependiendo de la duración de la conversación, la extensión de tu resumen variará. Sin embargo, es probable que tengas entre dos y diez oraciones. Este ejercicio entrena tu mente para prestar más atención y trabajar para comprender mejor lo que alguien está diciendo en el momento para recordar mejor el contenido más tarde para crear un resumen.

Busca discrepancias

. . .

Mientras alguien está hablando, busca dos elementos separados involucrados en lo que estás diciendo. Primero, considera el contenido de tus palabras y el mensaje que esas palabras están creando. Segundo, considera tu lenguaje corporal, tono y actitud. Finalmente, piensa si estos dos elementos coinciden entre sí. Si no, pregúntate por qué; si no entiendes por qué, puedes pedirle a la persona que explique la disparidad.

Considera a la otra parte

Cada vez que la persona que habla menciona a otra persona de alguna manera, trata de imaginarte a esa persona. Piensa en lo que sabes acerca de esa persona y cómo esa información coincide o entra en conflicto con lo que se dice. Esta ayuda no solo te impulsará a hacer mejores preguntas para comprender cualquier conflicto entre estos dos elementos, sino que te mantendrá más consciente de cómo esta información interactúa con tu contexto, el mundo físico que te rodea y las personas involucradas.

6

Paso 4 - Escucha Con Empatía

La empatía se refiere a tu capacidad para comprender y compartir los sentimientos de otra persona; en este caso, los sentimientos de la persona a la que estás escuchando. Si bien la empatía perfecta, una comprensión completa y el intercambio de sentimientos, es imposible, la escucha activa es la mejor manera que tenemos para abordar este tipo de conexión.

Igualar nuestra experiencia con la de otro es una trampa fácil de caer aquí. Esto ocurre cuando usas tu propia experiencia para reclamar una comprensión de lo que está pasando otra persona. Esto es problemático por varias razones. Cuando aportas tu propia experiencia a la conversación, haces dos cosas: primero, dejas de escuchar para compartir, y segundo, rediriges o anulas la conversación para centrarte en ti mismo.

Ya sea que lo intentes o no, eliminas el impacto de lo que alguien te está diciendo y comunica que su experiencia no es única ni tan importante como la sientes en ese momento.

Por ejemplo, si alguien te cuenta cómo murió recientemente su gato y tu, en respuesta, le dices cómo murió tu gato hace cuatro años, ¿estás siendo empático? Probablemente no. Como mínimo, no estás comunicando tu empatía de manera efectiva.

Es importante tratar de comprender primero la experiencia única de la otra persona. Puede haber un lugar o un momento, más tarde, para compartir que tienes algo de comprensión o más capacidad de empatizar debido a tu experiencia. Sin embargo, esto es diferente a hacer la conversación sobre ti o priorizar tu propia experiencia y minimizar la de ellos.

Hay una diferencia clave entre tratar de comprender y suponer cómo se siente otra persona. Esta es la diferencia entre escuchar para comprender y escuchar egoístamente. Tampoco es necesario que verbalices cómo eres capaz de empatizar para que te vean mostrando empatía; de hecho, este es uno de los principales malentendidos sobre la empatía en general. No se trata de lo que dices. Ten en cuenta que la palabra "empatía" en sí misma proviene de la palabra griega "pathos", que se refiere a la emoción, no al lenguaje.

. . .

Escucha El Tono

El compromiso empático implica una escucha profunda.

Necesitas recopilar tanta información sobre las emociones de la persona como sea posible escuchando sus palabras e intenciones, observando su lenguaje corporal y, sobre todo, escuchando el tono de su voz. La acción de los músculos de la cara y el cuello se ven directamente afectados por nuestras emociones.

Nuestra garganta se contrae cuando estamos molestos, por ejemplo.

Incluso más que estas señales más obvias, los indicadores más pequeños en tono pueden transformar el significado de las palabras, por ejemplo, de una declaración a una acusación. La ira es una de las actitudes más fáciles de leer para la mayoría de las personas, pero a veces puede darse el caso de que otros tonos se confundan con la ira. Obtener una imagen completa de lo que alguien está tratando de comunicar también implica ser consciente de lo que no pretende compartir. Si alguien está frustrado o triste y trata de ocultarlo, su lenguaje corporal y su tono le darán pistas e información sobre lo que podría estar experimentando.

. . .

Céntrate En El Altavoz

Una vez que comienzas a comprender lo que alguien está sintiendo, es aún más importante que le prestes toda tu atención. Cuando estamos lidiando con una situación emocional, o cualquier situación que genere emociones, nuestras emociones tienden a volverse más reactivas. La otra persona también puede ser más sensible o volátil. Esta es simplemente la naturaleza de las emociones. Incluso pueden anular el pensamiento racional.

Las personas a menudo descartan las consideraciones de emoción en las interacciones diarias, como las discusiones familiares en el lugar de trabajo. Sin embargo, permanecer en sintonía con los cambios emocionales y abordar cada conversación con empatía mejorará drásticamente tu capacidad para apoyar a quienes te rodean cuando más lo necesitan. Incluso puedes descubrir que ha habido tensiones emocionales subyacentes de las que no era consciente o que empeoraron inconscientemente.

Considera Por Qué El Mensaje Es Importante

Si tienes problemas para conectarte con las emociones de alguien, puede ser útil pensar por qué el mensaje que estás compartiendo es tan importante para ellos. Puede que no compartas una experiencia lo suficientemente similar como para conectarte con esas emociones, y eso está bien. Tal vez simplemente no comprendas por qué una situación está provocando una reacción emocional diferente a la esperada o diferente de lo que crees que experimentarías en una situación similar. Cualquiera que sea la razón, hacer todo lo posible para ponerte en el lugar de esa persona te ayudará a comenzar a empatizar y ver la situación desde tu perspectiva en lugar de simplemente observar tus emociones.

Esta técnica es crucial porque es difícil evitar comentar o juzgar las emociones sin causar conflicto. Esta también es una forma de atraparte a ti mismo si estás cayendo en el juicio.

Cuando sientas la necesidad de cuestionar las emociones de alguien o la reacción a tu experiencia, tómate un momento para considerar por qué tiene esa necesidad.

¿Realmente has tratado de empatizar o estás pasando directamente a emitir un juicio? ¿Realmente escuchaste lo que decían, o estás utilizando su intercambio para reforzar tus propios estereotipos o ideas preconcebidas o para lograr tus propios objetivos?

Es difícil hablar de empatía de manera efectiva porque es algo que debes experimentar para comprender. Si bien la mayoría de los humanos son capaces de sentir empatía, requiere trabajo y no siempre es agradable. Dicho esto, practicar la capacidad de comprendernos más profundamente es algo que, en última instancia, nos beneficia a todos.

Consejos Prácticos

Las emociones no son algo que puedas tocar, por lo que puedes imaginar que es difícil practicar la empatía. Estarías bastante equivocado. De hecho, hay muchas formas de practicar la empatía, y esta práctica vale la pena. Volverte más empático puede hacer más por ti que solo mejorar tu capacidad de escuchar activamente; puede tener efectos dramáticos a lo largo de tu vida y tus relaciones. Debido a que hay tantas prácticas de empatía fácilmente accesibles en línea, aquí nos centraremos en un solo ejercicio posible.

Incluso para alguien que ya es empático, participar en un ejercicio de empatía puede ser un valioso recordatorio de cuánto trabajo implica desarrollar la empatía, podría hacerte más empático con alguien que está luchando por aprender empatía (¿ves lo que hice allí?) .

Realiza actos de bondad

. . .

Una vez al día durante las próximas tres semanas, comprométete a realizar una bondad intencional hacia alguien. Esto puede ser algo pequeño, como un mensaje de texto alentador, o puede ser algo más significativo. Tal vez planees llevar a alguien a una cena sorpresa, por ejemplo.

Estos actos no necesitan tener una causa o un propósito específico, como una celebración de cumpleaños y, a menudo, tienen un mayor impacto si no es así.

Es mejor si buscas maneras de mejorar el día de otra persona solo porque puedes. Sin embargo, tendrás que pensar qué tipo de acto amable significaría más para esa persona. Una cena sorpresa, por ejemplo, puede resultar estresante para alguien que trabaja temprano a la mañana siguiente. Tendrás que pensar en cómo tus acciones impactan a esa persona. El simple hecho de realizar estos actos ayudará a que tu cerebro desarrolle el hábito de considerar cómo se sienten otras personas todos los días. Como resultado, será mucho más fácil empatizar con cualquier persona que te hable.

7

Paso 5 - Se Paciente

LA PACIENCIA ES DIFÍCIL. No hay otra palabra para eso. Incluso para aquellos más expertos y experimentados en el ejercicio de la paciencia, rara vez es fácil.

En la práctica, escuchar con paciencia es simple: no interrumpas. Sin embargo, también es uno de los aspectos más desafiantes de la escucha activa. Entonces, ¿por qué es tan difícil encontrar la paciencia para mantener la boca cerrada?

Parte de la respuesta podría ser que somos criaturas sociales para quienes la participación y la interacción se refuerzan a lo largo de nuestras vidas. Guardar silencio es difícil cuando queremos conectarnos. Por lo tanto, es importante comprender que, a veces, conectarnos de manera efectiva requiere que dejemos de lado nuestra necesidad de compartir nuestras perspectivas, sentimientos, preocupaciones, opiniones o ideas. Este es el paso donde la espera se vuelve problemática. La paciencia y la espera para hablar no son lo mismo.

Por ejemplo, digamos que alguien está contando una historia y parece estar dedicando demasiado tiempo a describir los detalles de la cabaña donde ocurrió todo. Intervienes para preguntar qué sucedió finalmente. Se ven un poco desconcertados y van al grano, y luego se van inmediatamente después.

Resulta que la cabaña que estaban describiendo fue una que construyeron con su padre fallecido, por lo que todavía está ligada a muchas emociones para ellos.

Al apresurar su historia, transmitiste que no estabas interesado en cómo la estaban contando.

Peor aún, no te diste cuenta de su lucha interna porque no te tomaste el tiempo para alejarte de tu impaciencia y observar su tono y lenguaje corporal.

Esperar VS Paciencia

Es especialmente difícil no interrumpir cuando tienes un contraargumento en mente. Eso, en sí mismo, debería darte una pista. Los argumentos requieren dos. En lugar de tratar de contradecir inmediatamente el punto del orador con el tuyo propio, intenta empatizar y considerar la perspectiva de la otra persona. ¿Por qué podrían sentirse como lo hacen o adoptar una postura particular, por ejemplo?

Incluso cuando participes en una discusión, es esencial permitir que el hablante termine cada punto antes de hacer preguntas.

¿Por qué? Sencillamente por respeto. Hablar sobre alguien o interrumpir es más que el contenido de las palabras; se trata de lo que tus acciones transmiten. Estás eligiendo reemplazar las palabras y los pensamientos de alguien con los tuyos propios cuando no es necesario hacerlo.

Piensa por qué tienes tanta prisa por hablar. ¿Realmente has estado escuchando lo que dice la otra persona? Si aún no han completado su pensamiento, la respuesta es no. La paciencia implica elegir activamente silenciar tus respuestas y tu sentido de urgencia. Es comprensible que ciertas situaciones requieran que una conversación se interrumpa. Sin embargo, apresurar a alguien para que vaya al grano, o incluso hablando por ellos cuando se siente que no están llegando a su punto lo más rápido posible, no solo es desdeñoso, sino a menudo profundamente doloroso.

Empatía

. . .

Es probable que alguien que lucha por llegar al punto esté experimentando emociones o conflictos internos que no son evidentes de inmediato. Incluso podrían estar reuniendo el coraje para abordar un tema completamente diferente. Si interrumpes, nunca sabrás lo que podría haber dicho o lo que podrías haber aprendido de ello.

Practicar activamente la empatía puede ayudarte a calmar tus impulsos. Considera que la persona podría sentirse incómoda por varias razones. Es posible que todavía estén trabajando en un pensamiento que aún no se ha realizado por completo.

Cuando hablas por alguien, le quitas la voz y cierras la puerta a una oportunidad potencial de innovación o conocimiento. La mente de cada uno es diferente, y es importante no asumir que la tuya sabe mejor o entiende lo que piensa otra mente. Esta forma de arrogancia y ego simplemente no tiene cabida en la escucha activa.

Como técnica práctica, especialmente cuando comienzas a trabajar en escuchar con paciencia, recorrer los pasos de la atención enfocada es un excelente lugar para comenzar. Esto no solo te recuerda por qué estás practicando la paciencia, sino que te brinda aspectos específicos de la escucha en los que concentrarte y mantiene tu atención alejada de ti mismo y tu deseo de mover la conversación. Muchas personas encuentran que los ejercicios de respiración también facilitan la paciencia.

Consejos Prácticos

La paciencia es una habilidad difícil de practicar porque hacerlo requiere (adivina): paciencia. Dicho esto, hay algunos ejercicios sencillos que te ayudarán a desarrollar tus músculos de la paciencia. Con el tiempo, con la práctica, podrás mantener la paciencia durante períodos más prolongados.

Esto, a su vez, te permitirá entablar conversaciones más largas y profundas.

Dado que ser paciente puede significar soportar experiencias que son desafiantes para ti, deberás reconocer que continuarás enfrentando experiencias difíciles. Así es la vida. Mejorar tu paciencia simplemente te equipa para manejar mejor estas inevitables frustraciones.

Centrarse en la respiración

· · ·

Cada vez que sientas el deseo de interrumpir a alguien con una objeción, toma un respiro. Sigue esta primera respiración con otra respiración más lenta.

Hazte preguntas

Pregúntate por qué quieres controlar esta situación. Una vez que tengas tu respuesta, pregúntate si es necesario controlar la situación. Lo más probable es que una o ambas respuestas sean negativas. Reconocer esto te ayudará a liberarte de la necesidad de hacer cualquier cosa excepto ser paciente.

Practica el desacuerdo

Elige un programa de televisión, un documental, un podcast o un artículo que adopte una postura con la que no estés de acuerdo. Mira, escucha o lee este medio de comunicación durante 15 minutos. Probablemente sea una buena idea configurar un temporizador. Mientras consumes los medios, mantén el control remoto en la mano (o el equivalente). Cada vez que no estés de acuerdo con algo que se ha dicho o escrito, haz una pausa o aparta la mirada del texto. Toma un respiro. Tome otro respiro. Práctica estar en desacuerdo sin discutir, recordándote que siempre habrá opiniones que no sean las mismas que las tuyas. Espera hasta que te sientas tranquilo y en paz con el medio de comunicación que presenta una opinión diferente a la tuya.

. . .

Ahora, regresa a los medios y repite este proceso cada vez que tengas la necesidad de discutir o rechazar algo con lo que no estás de acuerdo. Una palabra de advertencia: este ejercicio es desafiante. Es probable que te frustres. El desafío para ti es continuar realizando este ejercicio por períodos de tiempo cada vez más largos. Cada vez, esfuérzate un poco más.

8

Paso 6 - Se Respetuoso

Probablemente hayas notado que cada uno de estos pasos se relaciona con el respeto. En esencia, escuchar comunica respeto por el hablante. Transmites que considerarás cuidadosamente lo que se dice y que respetas a la persona que habla lo suficiente como para permitirle hablar sin prisas ni interrupciones. Obviamente, esto es más desafiante cuando no estás de acuerdo con alguien. Sin embargo, el respeto está en juego cada vez que te dedicas a escuchar.

Es difícil esconderse cuando se carece de respeto por alguien y casi imposible escuchar con eficacia. Dicho esto, hacer un esfuerzo adicional puede decir mucho. También brinda la oportunidad de estirarte y tratar de aumentar tu capacidad de paciencia. Desafortunadamente, no escuchar comunica una falta de respeto, te sientas así o no.

. . .

Si estás prestando atención al mensaje que tu voz y tu cuerpo están comunicando a la otra persona, es más probable que te sorprendas cuando estés cansado o estresado y no puedas escuchar bien. Puedes explicar la situación o solicitar que se posponga la conversación para evitar insultar a la otra persona.

De lo contrario, es probable que des la impresión de que no los respetas o no respetas lo que tienen que decir.

Piensa en un momento en el que saliste de una conversación sintiéndote irrespetado o menospreciado. Es probable que esos sentimientos resonaran mucho más allá de esa interacción.

Incluso los patrones de rechazo en interacciones significativas pueden generar un profundo resentimiento con un impacto duradero en las relaciones. Este es uno de los pocos lugares donde la carpa tiende a importar menos, en el momento, que la impresión real que estás causando.

Ya sea con el silencio o con las palabras, puedes trabajar para crear una relación y confianza a través de la escucha activa.

. . .

Esencialmente, esto se reduce a -casi- al dicho clásico: "Trata a los demás de la forma en que crees que les gustaría ser tratados". Ten en cuenta la diferencia clave aquí. No todo el mundo quiere ser tratado como lo harías tú en una situación determinada. Todos son diferentes. Parte de tratar de empatizar implica comprender que las experiencias de otras personas son únicas para ellos. Quieren ser tratados de maneras específicas. Si estás escuchando activamente, debes tener una idea de lo que eso significa para ellos.

Tan tentador como es juzgar, recuerda que el juicio es algo que traes contigo. No tiene nada que ver con el otro individuo como persona. Implica querer refutar, socavar o descartar activamente lo que la otra persona está diciendo. Esto puede deberse a quién habla, qué dice o cómo lo dice. Ten cuidado. No estar de acuerdo es diferente a juzgar. No tienes que estar de acuerdo con alguien para escuchar con eficacia.

Esto no significa que debas, o incluso puedas, abandonar tus propias creencias y opiniones. Significa que estás eligiendo no simplemente descartar, cerrar o discutir con lo que alguien está diciendo. Primero, simplemente estás escuchando.

Luego, desde la perspectiva de alguien que escuchó no solo lo que se dice, sino que consideraste la intención y se esforzó por empatizar con el orador, puedes considerar responder.

. . .

Sin embargo, incluso tu respuesta debe basarse en el respeto.

Haz tu mejor esfuerzo para permanecer neutral y sin prejuicios. Recuerda tu papel como oyente. No estás presente como un argumentador o un convencido. La mayoría de las veces, la persona que te habla simplemente quiere ser escuchada. Si están realmente interesados o quieren tu opinión, en la mayoría de los casos te la pedirán.

Cuando hablamos de respeto, también debemos considerar lo que significa ser solidario con alguien.

Escuchar bien puede implicar apoyar a esa persona respondiendo, pero esto es completamente diferente a simplemente decirle a alguien lo que quiere escuchar o aceptar simplemente estar de acuerdo. Ese tampoco es tu trabajo como oyente. En las relaciones personales, es posible que desees validar lo que siente alguien, pero incluso esto no es saludable cuando se lleva al extremo. Comunicar que los sentimientos o las experiencias emocionales de alguien son válidos difiere de considerarlos correctos o acertados. Hacer espacio para que las personas compartan sus experiencias requiere una comprensión de esta distinción crítica.

Si estás escuchando para comprender con empatía, naturalmente habrá momentos en los que tú sepa que el apoyo está garantizado y de una manera que usted puede proporcionar. Tenga en cuenta que esto no debería suceder a menudo. Si es así, da un paso atrás y considera si estás cayendo en la tendencia común de simplemente estar de acuerdo porque, por ejemplo, hace que la conversación sea más rápida o porque crees que deberías hacerlo. Recuerda que escuchar no se trata de estar de acuerdo o en desacuerdo.

Consejos Prácticos

El respeto es importante. Quieres ser respetado, y las personas con las que interactúas todos los días o incluso de pasada, quieren lo mismo. Un ejercicio simple y poderoso puede ayudar a impulsar tu conciencia sobre el papel que juega el respeto en tus interacciones.

Comienza Un Diario De Respeto

Escribir un diario no es del agrado de todos; afortunadamente, este ejercicio no requiere que te comprometas a escribir un diario. En cambio, durante los próximos dos meses, simplemente te tomarás media hora o una hora una vez a la semana para sentarte y redactar una entrada en el diario. El objetivo de este ejercicio no es que registres tus pensamientos en un diario. De hecho, si deseas simplemente sentarte y reflexionar sobre los temas relevantes en lugar de escribirlos formalmente, también es perfectamente aceptable.

El objetivo es reservar tiempo para reflexionar sobre cómo has demostrado (o no has podido demostrar) respeto por una persona a través de sus interacciones. Al final de cada semana, seleccionas a un individuo diferente. Piensa en tus interacciones con esa persona a lo largo de la semana. Considera tus pensamientos y comportamiento hacia y en referencia a ese individuo. ¿Has añadido algo a tus interacciones? ¿Has evitado intencionalmente a esa persona o has evitado decirle algo? ¿Les has dicho algo sobre otra persona que, por extensión, muestra una falta de respeto por el otro individuo al traicionar una confianza? ¿Has sido amable con ellos? ¿Has sido desdeñoso con ellos o sus ideas?

A medida que pasen las semanas, esta tarea se volverá más y más complicada porque deberás considerar tus interacciones con las personas con las que tienes una conexión menor (o más cercana). Ambos pueden resultar desafiantes. Una semana, es posible que debas reflexionar sobre una interacción con un extraño.

El propósito de este ejercicio es incitarte a que prestes atención a cómo interactúas con individuos específicos, no en un solo momento o interacción, sino a medida que atraviesa tus propios altibajos. Por ejemplo, cuando estamos cansados o estresados, podemos tender a dejar que nuestro trato respetuoso básico hacia los demás se desvanezca un poco. Tomarse el tiempo para evaluar nuestro comportamiento puede revelar patrones en nuestras conversaciones e interacciones que de otra manera no notaríamos.

9

Paso 7 - Hacer Preguntas

En este capítulo, finalmente profundizamos en el elemento clave que distingue la escucha activa de la escucha pasiva. Si bien puedes escuchar de manera efectiva sin decir una palabra, este enfoque limita tu capacidad para comprender completamente a otra persona. Estás limitado a interpretar solo lo que te dicen. La escucha activa lleva la escucha pasiva un paso más allá al confirmar que lo que te dicen es la versión más completa y precisa de la información, según esa persona.

Si bien sigue siendo igualmente necesario no interrumpir a otra persona cuando te está hablando, hacer preguntas te brinda varios beneficios clave como oyente. Primero, te mantiene comprometido. Si bien varias otras técnicas respaldan la escucha atenta, hacer preguntas basadas en la información que acabas de escuchar te mantiene involucrado en la conversación, te ayuda a mantenerte enfocado e incluso mejora tu memoria sobre lo que se está discutiendo.

・ ・ ・

Los estudios muestran que hacer preguntas obliga a tu mente a procesar la información de dos maneras para ayudar a que se consolide en tu memoria y hacerla más accesible y clara para ti más adelante.

Además de mejorar tu memoria, hacer preguntas te brinda más información y detalles sobre el tema en discusión.

Tomemos un ejemplo obvio. Considera, por ejemplo, un caso en el que un amigo te dice que no se siente bien. Podrías escuchar e incluso simpatizar o darles una tarjeta de "mejórate pronto". Ninguna de estas opciones es incorrecta en sí misma; sin embargo, ninguno de ellos logra investigar la causa de que tu amigo no se sienta bien. ¿Qué significa, después de todo, "no sentirse bien"? Puede significar varias cosas.

De hecho, al no pedir más detalles, podrías darle a la otra persona la impresión de que eres indiferente o que no te importan las causas de su malestar. Es posible que no estén enfermos en absoluto. Tal vez no se sientan bien porque están nerviosos por una presentación, por ejemplo. Es posible que hayan peleado con otro amigo y se sientan molestos por eso.

・ ・ ・

Cualquier idioma es limitado. Cuantos más detalles tengas para trabajar, mejor podrás comprender lo que dice la gente, por qué lo dice y cómo te afecta a ti y a tus acciones.

Además del lenguaje corporal y las señales no verbales, hacer preguntas es la mejor manera de demostrar que otra persona tiene tu atención. Es una señal de respeto. Le estás diciendo a la otra persona que te importa lo suficiente lo que tiene que decir como para querer saber más. De hecho, puedes descubrir todo tipo de información nueva o relevante que es aún más significativa, interesante o que vale la pena explorar. Incluso si no lo haces, le has brindado a la otra persona el respeto de tratar de averiguar todo lo que puedas sobre lo que quiere decirte.

Es importante hacer una distinción aquí. Para cualquier persona en una función de supervisión, especialmente, es tentador querer usar preguntas para mantener al orador enfocado en la tarea o enfocado en lo que quiere hablar. Al guiar la conversación de esta manera, no solo estás fallando en escuchar activamente, sino que comienzas a no escuchar lo que la otra persona tiene que decir mientras planifica sus preguntas estratégicas para que se muevan hacia un punto específico. Si bien en ciertas situaciones relacionadas con el trabajo, esta puede ser una herramienta efectiva, no tiene cabida en la auténtica escucha activa.

. . .

Saltar a una pregunta o hacer una pregunta antes de que la otra persona haya tenido la oportunidad completa de hablar, sin embargo, sigue siendo solo una interrupción. En caso de duda, no lo hagas. O, al menos, espera lo suficiente para asegurarte de que la otra persona haya terminado de hablar antes de hacer tu pregunta. Cada conversación tiene un flujo y reflujo natural, por lo que a veces se necesita algo de práctica para aprender a equilibrar el silencio y las preguntas. Ten en cuenta por qué estás haciendo una pregunta; si preguntas porque necesita más información o más claridad, házlo.

Si estás preguntando solo por preguntar o para sonar como si estuvieras escuchando, no entiendes el punto.

También debes considerar lo fácil que es permitir que tu mente se desvíe o no se concentre completamente en lo que dice otra persona. Cuando escuchas activamente y haces preguntas, mantiene tu mente en la tarea. Incluso las preguntas simples que aclaran puntos o detalles que tu crees que entiendes o sobre los que haces pequeñas suposiciones pueden ayudarte aquí.

Dependiendo de la situación, por supuesto, tus preguntas variarán dramáticamente. En ciertas circunstancias, una pregunta específica puede estar fuera de lugar o ser irrelevante.

. . .

Aún así, podría ser exactamente la pregunta para obtener la información que necesitas en otra situación. Estas preguntas pueden ser sobre cualquier cosa, pero para darte una idea de algunos de los enfoques básicos, considera estas:

- ¿Cuándo pasó eso?
- ¿Esto sucedió ayer?
- ¿Cómo te hace sentir eso?
- ¿Esto te hizo sentir descartado?
- ¿Por qué esto es importante para ti?
- ¿Esto es importante para ti?
- ¿Dónde aprendiste eso?
- ¿Aprendiste eso en la escuela?
- ¿Quién estaba involucrado?
- ¿Estaba [nombre del amigo] involucrado?
- ¿Qué quieres hacer al respecto?
- ¿Quieres hablar con ellos?

Si bien estas preguntas básicas se basan en los viejos estándares de quién, qué, cuándo, dónde, por qué y cómo, son una combinación de los dos tipos básicos de preguntas: abiertas o cerradas. Después de leer la siguiente sección, regresa y ve si puedes determinar cuál es cuál. Incluso podrías ser capaz de hacer la distinción ahora.

Final Abierto VS Final Cerrado

. . .

Hay, esencialmente, dos tipos de preguntas. Espera, podrías estar pensando, ¿no acabas de decir que básicamente hay infinitas preguntas? Sí, las preguntas reales que puedes hacer son esencialmente ilimitadas, sin embargo, todas las preguntas caen en una de dos categorías generales: preguntas abiertas y preguntas cerradas.

Las preguntas abiertas son preguntas que requieren una respuesta que no sea un simple "sí", "no" o "tal vez". Si te ayuda, puedes pensar en ellas como preguntas de respuesta larga porque exigen más que una respuesta de una sola palabra. Estas son las preguntas que te brindarán la mayor cantidad de información adicional e incitarán a la otra persona a hacer más que descartar tu pregunta y seguir adelante. En general, las preguntas abiertas fomentan la elaboración, mientras que las preguntas cerradas brindan información específica o aclaración sobre un punto determinado. Ambos son útiles en el contexto correcto.

Si alguien está omitiendo detalles clave que te impiden comprenderlos por completo, es importante pedirle al orador que los desarrolle. Es posible que, en algunos casos, ni siquiera sepas que la información se está omitiendo hasta que la solicitas. Por otro lado, si alguien no está claro, es igualmente importante aclarar lo que está tratando de decir.

A veces, cuando la claridad es particularmente importante o cuando intentas confirmar que comprendes un punto que se ha planteado, una pregunta cerrada puede ser el enfoque más eficaz. En general, sin embargo, las preguntas cerradas limitan la cantidad de información que aprendes porque estás dando forma a los detalles de la pregunta en lugar de permitir que la otra persona dé forma a los detalles de su respuesta.

Independientemente de la forma de pregunta que elijas, ten en cuenta que la forma en que la formulas también es importante. El tono es vital en cualquier conversación, como hemos discutido, y puede impactar dramáticamente cómo se reciben tus preguntas. Piensa en cómo enfatizar una palabra diferente en estas preguntas simples altera su significado:

¿**Qué** quieres decir?
¿Qué **quieres** decir?
¿Qué quieres **decir**?
¿Tu hiciste **eso**?
¿**Tu** hiciste eso?
¿Tu **hiciste** eso?

¿Oyes la diferencia? Aunque estas preguntas son simplistas, tu dicción (las palabras que eliges y cómo las dices) también es importante. Es bastante fácil que las preguntas suenen condescendientes si son demasiado simples, por ejemplo, o condescendientes si son innecesariamente elevadas o didácticas.

Parte de demostrar respeto por la persona que está escuchando es ser consciente y sensible a su nivel y estilo de comunicación.

Como discutiremos en el capítulo sobre la escucha reflexiva, hacer coincidir tu forma o estilo de comunicación con la de la otra persona puede comunicar que estás prestando atención activamente y tratando de comprender mejor de dónde vienen.

Consejos Prácticos

La mayoría de nosotros sabemos muy bien cómo hacer una pregunta; sin embargo, hacer una pregunta en una situación predeterminada, puede ser más complicado. Esto se debe en parte a que, además de los detalles de la pregunta en sí, estás buscando cómo entrar en el diálogo de otra persona sin interrumpirlo. Debido a esto, es esencial practicar hacer preguntas de escucha activa intencionalmente. Practicar las preguntas en sí mismas fuera de este contexto no te ayudará mucho en este caso. Sin embargo, todavía existen estrategias que pueden facilitar esta transición.

Empieza Con Algo Pequeño

Durante la próxima semana, en cada una de tus conversaciones, haz una pregunta abierta y otra cerrada.

Incluso si no necesitas clarificación o elaboración, si practicas estas preguntas dentro de una conversación, te sentirás más cómodo haciéndolas. Para comenzar, simplemente confirma una hora o fecha u otro punto de datos específico que alguien haya mencionado.

Empezar familiarizado

Cuando hagas preguntas pequeñas, como las del ejercicio anterior, hazlas en base a la información con la que ya te sientas cómodo. Cuando tengas una comprensión del tema, será mucho más fácil para ti prestar atención al momento de la pregunta. Mientras alguien habla, presta atención a los temas que menciona. Cuando empiezan a hablar sobre un tema que entiendes bien o con el que ya estás familiarizado, puedes comenzar a planificar tu pregunta.

Empezar Con Amigos

Haz tus primeras preguntas motivadoras a un amigo, pero no le digas que estás practicando hacer preguntas de escucha activa. Estar ya cómodo con esta persona reduce el nivel de estrés para ti. Como beneficio adicional, si (y cuando) una pregunta se siente incómoda o interrumpe el flujo de la historia de tu amigo, simplemente puedes explicar lo que estás haciendo.

10

Paso 8 - Utiliza La Reflexión Para Proporcionar Retroalimentación

Cuando veas la palabra "reflejo", tu primer pensamiento probablemente sea un espejo. ¡Buenas noticias! ¡Has tenido un gran comienzo! Un aspecto crítico de la escucha activa es reflejar a la otra persona lo que está escuchando y comprender lo que está diciendo. Es un medio crucial para relacionarte con ellos y con la información que te brindan.

Reflexionar es una extensión tanto del cuestionamiento como de la señalización no verbal. Hecho correctamente, reflejando la retroalimentación a la persona que habla, las señales de que escuchas y entiendes sus palabras y su intención. Reflexionar toma varias formas diferentes, y es probable que uses múltiples variaciones dentro de una sola conversación.

Repitiendo Atrás

. . .

También llamada escucha reflexiva, esta forma de reflexión se explica por sí misma. Sin embargo, también es bastante fácil de usar mal. Repetir las palabras de alguien les permite a ambos participantes escuchar esas palabras nuevamente. Es un medio efectivo para que internalices la información y le comuniques al orador que estás siguiendo lo que está diciendo. Por lo general, no repetirás oraciones completas, por supuesto. Es probable que ya hagas alguna variación de repetir de forma natural, ya que este hábito de comunicación es una forma lógica de confirmar que comprendes el significado de una conversación en curso.

En ciertos contextos, combinar la repetición con otras técnicas puede comunicar tu respeto por el orador mucho mejor que el silencio. En el caso de los niños, especialmente, la repetición es tan vital para su aprendizaje y desarrollo que dependen en gran medida de ella para determinar cómo se sienten o involucrarse con lo que están diciendo. La combinación de señales de lenguaje corporal positivas o alentadoras, como arrodillarte para ponerte a su altura física o simplificar un poco tu discurso, puede combinarse simplemente con repetir tus palabras para comunicarle a un niño que te importa lo que tiene que decir y que quieres entenderlos.

Incluso para los adultos, repetir es una forma de decirle a la otra persona que está tratando de "ponerse en su lugar" y adoptar su perspectiva para que pueda comprenderla mejor.

. . .

Estás transmitiendo que estás tratando de entender las palabras que están diciendo y, dependiendo de tu tono, comunicando empatía por sus sentimientos y pensamientos sobre el tema del que están hablando.

Repetir puede ser la herramienta de reflexión más difícil de usar de manera efectiva porque el uso excesivo hará que la otra persona se distraiga, se enoje o incluso se apague por completo y deje de continuar la conversación. Es mejor usarlo con moderación. Además, si decir las palabras en voz alta parece que podría interrumpir el tren de pensamientos de la otra persona, sigue siendo una buena técnica para mantenerte mentalmente ocupado. Asegurarte de que puedes repetir las últimas palabras de un punto clave, puede ser una herramienta útil para comprobar si hay distracciones.

Duplicación

Como en un espejo físico, esta técnica consiste en reflejar las palabras, los sentimientos y las conductas del hablante. Es una excelente manera de verificar que has escuchado con precisión las palabras de la otra persona, especialmente si hay una barrera del idioma u otro impedimento. Básicamente, estás usando un espejo del lenguaje para mostrarle al otro individuo lo que ha dicho y cómo lo ha dicho.

. . .

Ten en cuenta que el objetivo no es dar a entender que todo lo que dice una persona es correcto o exacto. Más bien, estás comunicando que entiendes lo que dice la otra persona. Podrás responder mejor, después de todo, cuando comprendas completamente.

El otro individuo también se beneficiará al escuchar sus propias palabras; es posible que se den cuenta de que no están de acuerdo con parte de lo que dijeron o que no tenían la intención del significado transmitido por su elección de palabras. Esto les brinda la oportunidad de aclarar o hacer una corrección. También es una buena manera de darte cuenta antes de concentrarte demasiado en un término o tono. La otra persona podría autocorregirse y lo que tú pensaste que sería un punto de preocupación podría ser abordado por ti.

Al igual que con la repetición de palabras, es útil restringir la duplicación a fragmentos cortos, como las palabras finales de una oración o un punto importante. O bien, puede reflejar un conjunto de palabras que parecen poco claras, sorprendentes o inusuales para que la persona las diga en el contexto dado.

Puede ser un medio para solicitar más información, como en las preguntas abiertas, o para recibir aclaraciones, como en las preguntas cerradas.

. . .

Las personas naturalmente harán una pausa para permitirte digerir o procesar información. La duplicación ayuda a comunicar que has seguido las palabras del orador hasta ese punto y lo alienta a continuar. Con unas pocas palabras simples que no te distraigan ni a ti ni al hablante, puedes confirmar los hechos sobre sus pensamientos, sentimientos y deseos.

Ten cuidado aquí: puedes transmitir burla fácilmente, incluso sin tener la intención de hacerlo, a través del espejo.

Recuerda que no estás tratando de hacerte pasar por la otra persona, sino todo lo contrario. Los estás animando y apoyando. Tú nivel de conexión con la otra persona informará exactamente cómo empleas la duplicación.

Paráfrasis

Similar a repetir, parafrasear o resumir lo que una persona acaba de decir lleva el proceso un paso más allá. Para parafrasear de manera efectiva, debes haber entendido lo que se dijo, lo suficiente como para extraer los puntos clave. Generalmente, si tu comprensión es correcta, la declaración encajará con la línea de pensamiento del orador. Lo ingerirán inconscientemente, sin que interrumpas su proceso de pensamiento. Sin embargo, si lo has entendido mal, esto puede dispararlos lo suficiente como para abordar la disparidad entre lo que quieren comunicar y lo que tú entendiste.

Parafrasear es una excelente manera de confirmar que lo que crees que es el punto principal de lo que se dijo en realidad es el punto principal que pretendían. También es una excelente manera de entrenar tu mente para escuchar bien y permanecer comprometida; si tu mente divaga, no podrás resumir de manera efectiva lo que alguien ha dicho. Cuando empieces a trabajar para mejorar tus habilidades de escucha activa, trata de parafrasear cada conversación en la que participes. No es necesario que esto suceda en voz alta, especialmente al principio. Enseñarte a ti mismo a procesar la información del hablante a medida que la recibes e identificar los puntos críticos te mantendrá involucrado en lo que está diciendo y te equipará mejor para responder.

Reflexionar puede conducir fácilmente a una conversación más profunda porque estás más activamente involucrado como orador y es más probable que traigas tus pensamientos y opiniones a la discusión. Sin embargo, cuando estés escuchando activamente, recuerda que el objetivo no es tanto compartir tus pensamientos, sino concentrarte en la otra persona y usarte a ti mismo como un espejo para amplificar lo que está diciendo.

En algunas situaciones, puede ser aún más impactante para el hablante que sus propias palabras se reflejen en él; este es un medio particularmente efectivo para contrarrestar el diálogo interno negativo, entre otras cosas. Si a alguien se le hace escuchar sus propias palabras, tal vez parafrasear puede tener un efecto, podrían comenzar a ver esas palabras de manera diferente.

Sin embargo, no planees simplemente utilizar esta técnica en cada conversación y esperar que sea eficaz. Fácilmente puede volverse frustrante para la persona que habla si tus palabras simplemente se repiten como un loro durante toda la conversación. Después de todo, el propósito de reflexionar no es que tú sirvas como un muro contra el cual rebotan las palabras de la otra persona. Si absorbes sus palabras, las consideras y luego las ofreces de vuelta, es mucho más probable que participes como un oyente activo.

Consejos Prácticos

Debido a la naturaleza de la escucha reflexiva, los ejercicios grupales son los medios más efectivos para practicar este paso.

Desafortunadamente, no puedes usar un espejo real para practicar la duplicación. En su lugar, debes interactuar con al menos otra persona. Para aquellos de ustedes que están nerviosos por probar estas técnicas con extraños o incluso con amigos, la buena noticia es que pueden usar la televisión como sustituto si es necesario. El objetivo, especialmente al principio, es reducir tu nivel de estrés tanto como sea posible para que puedas liberar toda tu concentración para enfocarte en repetir, reflejar y parafrasear.

Refleja Tu Programa Favorito

Elige un programa de televisión o una película que te guste y que hayas visto antes. Trate de encontrar uno que sea de acción en vivo (en lugar de animado). Cuanto más escenas de diálogo extendido haya, es mucho mejor. La razón para optar por un programa de televisión o película con la que ya estás familiarizado es que no estarás tan distraído por el contenido.

Ya sabes lo que va a pasar, después de todo.

En su lugar, puedes concentrarte en un personaje en particular.

Cada vez que se muestra a este personaje hablando o mirando a la cámara, finges que te está hablando a ti.
Si hacen una pregunta o hacen una pausa entre oraciones, responde de alguna manera.

Mientras hablas, piensas en cómo reflejar tu postura y lenguaje corporal con tu propio lenguaje corporal, independientemente de si estás sentado o de pie. Todavía puedes reflejar cuando alguien está de pie y tú estás sentado, y puedes practicar tantas variaciones de esto como quieras. Cuando otro personaje comienza a hablar, puedes presionar pausa y practicar parafrasear lo que se acaba de decir como si estuvieras en una conversación con el personaje.

Un solo episodio de un programa de televisión es una buena opción para este ejercicio porque permite una cantidad razonable de práctica dentro de un límite de tiempo establecido. Si optas por una película más larga, configura un cronómetro durante media hora y practica tu reflexión dentro de este período de tiempo. Este ejercicio puede ser muy divertido, así que trata de divertirte con él. Cuanto más cómodo te sientas respondiendo a una pantalla, más baja aparecerá la barrera de entrada cuando comiences a practicar el mismo comportamiento con personas vivas.

11

Paso 9 - Buscar Aclaración

La búsqueda de aclaraciones se puede lograr de múltiples maneras, a menudo a través de un gesto de incitación no verbal. Piensa en cualquier conversación que hayas tenido en la que alguien te hizo una pregunta o quería que recordarás un evento pasado; lo más probable es que esto haya ido acompañado de un gesto con la mano o una expresión facial que indique falta de claridad y te anime a decir más.

Sin embargo, el medio más común de recibir aclaraciones es haciendo preguntas aclaratorias. Estas pueden ser preguntas abiertas o cerradas. Pueden implicar alguna variación de las palabras pronunciadas por la otra persona, lo que también es un tipo de reflexión. Entonces, ¿por qué la búsqueda de clarificación es un paso único en el proceso de escucha activa?

Porque incorpora y está interconectado con cada otro paso.

· · ·

En pocas palabras, es demasiado importante para pasarlo por alto.

Es crucial confirmar que entiendes lo que alguien te está diciendo cada vez que estás escuchando, por lo que un recordatorio para verificar esto es esencial. Por ejemplo, es muy fácil asumir que entiendes el significado de la otra persona. Las palabras pueden parecerle completamente claras. Esta es una de las trampas que la escucha activa te ayuda a evitar. Al buscar una aclaración o confirmación de lo que has entendido, elimina la posibilidad de un malentendido o, al menos, la reduce drásticamente.

Si bien puedes usar preguntas cerradas para aclarar, es probable que necesites preguntas abiertas que alienten al orador a brindar más información. Las suposiciones tienden a suceder cuando se dice menos. Con menos palabras para interpretar, tu mente les aporta más de sí misma. ¿Qué significa esto? Es mucho más probable que tu cerebro aplique sus propias experiencias, sentimientos y recuerdos relevantes y los asocie con las palabras de la otra persona. Tu mente hará esto independientemente, aunque cuanta más información proporcione el hablante, menos espacios querrá llenar tu cerebro con tus propias experiencias y suposiciones. La forma en que percibimos y procesamos puede tener un impacto dramático y desastroso cuando no logramos aclarar el significado.

. . .

Por ejemplo, considera a un amigo que te dice que está molesto porque tuvo que pasar el fin de semana lidiando con la inundación del sótano.

Si has tenido experiencia con inundaciones menores, digamos, una o dos pulgadas de agua en tu sótano en el pasado, puedes creer fácilmente que comprendes lo molestos que están. Estás recurriendo a tu experiencia similar para ayudarte a empatizar.

Si bien la empatía puede ayudarte a comprender algo de lo que la otra persona está sintiendo y experimentando, también estás suponiendo que tus dos situaciones son similares. Es importante hacer una pregunta aclaratoria primero.

Tal vez, cuando preguntes qué tan grave es la inundación, le digan que hay varios pies de agua estancada en el sótano y que la base, la plomería y la electricidad están comprometidas.

Descubrir que necesitarán mudarse a otro espacio vital pone su "malestar" en un contexto diferente. Si bien es comprensible que haya pasado de la historia de la inundación después de una breve conmiseración basada en tu comprensión inicial, esta nueva clarificación podría llevarte a sentimientos y comportamientos completamente diferentes. Incluso podrías ofrecerle a tu amigo que se quede en tu habitación de invitados o en tu sofá hasta que se arreglen las cosas. Ten en cuenta que la pregunta aclaratoria, en este caso, es abierta. Si tuvieras que preguntar: "¿Fue mala la inundación?" Es posible que haya recibido una respuesta de sí o no que no logró aclarar el problema.

Buscar aclaraciones es tan beneficioso para ti como lo es para la persona a la que estás escuchando.

Después de todo, esa persona quiere ser escuchada y comprendida, por lo general es seguro asumir que nadie quiere ser malinterpretado cuando habla contigo, al igual que tú cuando hablas con otra persona.

No aclarar lo que alguien te está diciendo crea espacio para malentendidos y resentimientos. También comunica una falta de respeto por la otra persona. Si realmente te importa lo que alguien dice, harás un esfuerzo por entenderlo por completo en lugar de asumir y seguir adelante en base a tu suposición.

Al igual que con la reflexión, sigue siendo importante esperar una pausa para hacer una pregunta aclaratoria. Después de todo, el orador puede proporcionar la aclaración por sí mismo si simplemente espera a escucharlo. Harás preguntas aclaratorias mejores y más precisas si parafraseas activamente. Parafrasear te permitirá establecer lo que estás quitando de lo que alguien ha dicho. Una vez que conozcas tus conclusiones, tendrás una idea mucho mejor de dónde están las brechas en tu comprensión y estarás mejor equipado para ver las áreas en las que la aclaración te dará una imagen más completa.

Consejos Prácticos

Buscar una aclaración requiere tanto reconocer que no comprendes algo como admitir, ante ti mismo y ante los demás, que necesitas ayuda para comprenderlo por completo.

Este es el mayor obstáculo para muchas personas que están aprendiendo los hábitos de la escucha activa.

Es difícil admitir que necesitamos ayuda, por lo que pedir una aclaración puede parecer una debilidad o un fracaso.

Simplemente comprender que necesitas más información es sólo el primer paso. Una vez que sabes que necesitas una aclaración, las cosas se complican. Aquí es donde entra en juego la práctica de pedir aclaraciones. Por incómodo que parezca admitir que no entiendes algo, no aprenderás más ni crecerás si no preguntas. para más detalles. Un ejercicio simple (pero desafiante) te pondrá en el camino para sentirte más cómodo pidiendo ayuda.

Admite que no entiendes

Esto suena bastante simple, pero necesitas practicar al decir las palabras. Una vez al día durante la próxima semana, dile a alguien: "No entiendo", sin disculpas ni excusas. Este podría ser el comienzo de una oración más larga, como "No entiendo cómo afilar la cortadora de césped", pero esas tres primeras palabras deben ser iguales. Esta es, para muchas personas, la parte más difícil de sentirse cómodo pidiendo una aclaración.

Específicamente, estás admitiendo que necesitas la ayuda de otra persona. Eso puede ser difícil, y seguirá siéndolo hasta que se vuelva más familiar.

Durante este ejercicio, también es importante evitar echar la culpa como una forma de eludir ese sentimiento incómodo.

Por ejemplo, decir: "No entiendo porque no lo explicaste claramente", no está en el espíritu de este ejercicio. Sé dueño de tu falta de comprensión. Comienza a reconocer que no comprender algo no es una evaluación completa de ti como persona. No eres estúpido o inculto porque requieres una aclaración. Una vez que hayas superado este obstáculo, será más fácil articular claramente lo que necesitas de ayuda para comprender. También es probable que descubras que eres más paciente cuando los demás te piden una aclaración.

12

Paso 10 - Resumir

Resumir es el último aspecto crítico de la escucha activa. Para períodos más largos de escucha, debes resumir periódicamente en voz alta lo que has escuchado. Esta es una buena prueba de tu comprensión del mensaje del otro individuo. Si tu resumen está un poco fuera de lugar, el hablante puede corregirlo antes de que tu comiences a agregar más información sobre ese malentendido.

Esencialmente, resumir le permite a ti y a la otra persona identificar las partes más importantes de lo que se dijo; en particular, también deberías poder identificar lo que el orador siente que es más importante, lo que podría ser ligeramente diferente de lo que tu sientes que es tu prioridad. Aquí hay algunas frases que pueden ayudar a darte una idea de cómo abordar el resumen:

"Déjame confirmar que entiendo."
"Primero,..., luego..."
"Vale, por un lado..., pero por el otro lado...".

"Suena como… y... son importantes para ti. ¿Es así?"

"¿Crees que es correcto decir que lo sientes...?"

Detenerte para resumir te brinda la oportunidad de sintetizar toda la información que has recibido, verbal y no verbal, incluida la información sobre las emociones del orador. Al hacerlo, puedes conectar ideas y sentimientos clave para obtener una imagen más completa de lo que fue dicho. Esto, más que nada, te prepara para entablar una conversación de calidad.

Como parte de la escucha activa, la capacidad de resumir une todo. Todo tu trabajo para mantenerte comprometido y comunicar tu compromiso, empatizar y aclarar, se desperdicia esencialmente si, al final de tu conversación, no comprendes los aspectos más importantes de lo que se dijo y cómo se siente el hablante sobre esos puntos clave. Resumir puede parecer redundante, pero importa. También te ayudará a recordar tu interacción con mayor precisión en el futuro porque es mucho más fácil para tu cerebro aferrarse a tu repetición de los puntos clave que tratar de clasificar las muchas palabras de la conversación después de que haya pasado el tiempo.

Por supuesto, hay algunas trampas en las que es fácil caer al resumir. El primero es editorializar. Un resumen no debe ser un comentario sobre lo que dijo la otra persona, sino una versión condensada o resumida. Este no es el lugar para que pongas en juego tus propias opiniones o sentimientos, eso puede venir más tarde, si es apropiado. En primer lugar, debes asegurarte de comprender completamente lo que se ha dicho.

De lo contrario, es posible que estés emitiendo un juicio basado en una comprensión inexacta o incompleta, lo que provocará una frustración mutua.

Debes estar alerta a tus tendencias (todos las tenemos) de generar tu propio deseo de arreglar, juzgar o redirigir hacia ti mismo. Al resumir, es tentador querer diagnosticar o "arreglar" un problema percibido u ofrecer consejos o sugerencias de lo que la otra persona debe hacer. Ten en cuenta que nada de esto es parte de la escucha activa. Recuerda, por ahora, solo estás escuchando. Libera algo de tu deseo de controlar y simplemente permítete acercarte lo más posible a experimentar lo que la otra persona está experimentando.

Consejos Prácticos

Es mucho más difícil resumir lo que alguien ha dicho que escribir un resumen formal de un texto por la sencilla razón de que es imposible revisar visualmente lo que alguien ha dicho.

. . .

Todo lo que te queda después de que alguien ha hablado es tu recuerdo de lo que estabas diciendo. Mantener esta información en tu mente, especialmente si la persona que habla es particularmente prolija, es un desafío en sí mismo.

Consolidar esa información, ordenar los puntos clave y articular esos puntos es un proceso que requiere bastante experiencia para hacerlo bien.

Incluso los grandes oyentes a menudo tienen dificultades para resumir de manera efectiva lo que alguien les ha dicho. Sin embargo, absolutamente puedes aprender a resumir bien. Una vez que lo hagas, te convertirás en una poderosa herramienta en tu caja de herramientas de escucha activa. El mayor obstáculo para muchas personas es que comienzan a responder a la información antes de resumirla por completo.

Resumir clips de audio

Una gran manera de practicar resumir es con un podcast u otro clip de audio o narración de audio. Para comenzar, reproduce el audio durante 10 minutos cronometrados. Al final de ese tiempo, escribe un resumen de tres oraciones de la información. Luego, identifica el punto más crítico o la información que se proporcionó. Repite este ejercicio todos los días durante tres semanas. Usa una pieza diferente de medios cada día (básicamente, no uses solo clips consecutivos del mismo podcast).

Algunos clips de audio serán mucho más difíciles de resumir que otros. Algunas quizás tengas que volver a escucharlas para resumirlas bien. Sin embargo, descubrirás que, con el tiempo, tu cerebro comenzará a volver a entrenarse para procesar la información que estás escuchando de manera diferente.

Comenzarás a escuchar más atentamente y a almacenar puntos clave en la memoria a corto plazo para poder acceder a ellos con mayor facilidad.

No agregues nada

Al menos una vez a la semana, asegúrate de resumir lo que alguien te acaba de decir. Puedes decirles lo que estás haciendo o no, como prefieras. Sin embargo, en lo que debes concentrarte es en no agregar nueva información, ideas u opiniones a tu resumen. No debe agregarse nada a lo que hablaron. Esto es difícil. Todos tenemos opiniones. A menudo, simplemente queremos apoyar y ayudar a los demás. Sin embargo, la capacidad de reflexionar y asegurarnos de que entendimos completamente el mensaje de alguien debe ser el primer paso antes de que podamos esperar agregar algo valioso o que valga la pena.

13

Validación

La escucha activa es difícil. Aunque hemos dividido este proceso en 10 pasos para ayudarte a acceder a cada componente, estos pasos están interconectados. A menudo es difícil saber cuándo estás fallando en un paso o cuándo deberías aplicar un enfoque particular en una situación de escucha.

La buena noticia es que esto llegará con el tiempo. Mejorarás. Necesitarás practicar, por supuesto, y cometerás errores. ¡Está bien! Mucho más importante es hacer el esfuerzo. Después de todo, nos hemos sumergido profundamente en cómo se ve la escucha activa y el esfuerzo que requiere, pero es importante recordar tu motivación para aprender a escuchar activamente en primer lugar.

Cuando escuchas activamente, recibes información de manera diferente.

• • •

No solo aumentan tus probabilidades de obtener información más precisa, sino que también procesas esta información tal como se le da, la sintetizas e integras con lo que entiendes sobre la persona que habla y, en última instancia, obtienes una imagen mucho más clara de lo que estás hablando. Dicho eso, esta habilidad mejorará constantemente tu capacidad de escuchar y comprender y mejorará tus habilidades de pensamiento crítico a medida que las aplicas en tu vida y en el día a día.

Esta claridad de la información es invaluable en el lugar de trabajo. Te ahorrarás tiempo porque no operarás en base a malentendidos compuestos, por lo que podrás mantener a tus compañeros de trabajo o equipo en sintonía más fácilmente.

Probablemente notarás una mejora espectacular en la comunicación entre oficinas y en tu capacidad para comprender y realizar el trabajo que se te asigna.

Ya sea que la naturaleza de la comunicación sea platónica o romántica, esta información y comprensión precisas son igualmente valiosas para mantener la confianza en tus relaciones. A medida que aprendas a escuchar activamente, te convertirás en un mucho mejor comunicador. Cuando comienzas a buscar lo que es importante para alguien cuando te está hablando, internalizas cómo comunicar las cosas que son importantes para ti.

Tómate un tiempo ahora para considerar cuál de los 10 pasos involucrados en la escucha activa probablemente resulte más desafiante para ti. Revisa estos capítulos y los ejemplos de cada uno para ayudarte a considerar cómo puedes lograr cada paso:

Paso 1: Enfoca tu atención
Paso 2: Demuestra que estás escuchando
Paso 3: Escuchar para comprender
Paso 4: Escucha con empatía
Paso 5: Se paciente
Paso 6: Sé respetuoso
Paso 7: Haz preguntas
Paso 8: Utiliza la reflexión para proporcionar comentarios
Paso 9: Buscar aclaraciones
Paso 10: Resumir

Piensa en algunas de tus conversaciones recientes y cómo escuchaste cada una. Identifica cualquier patrón o hábito que surja en esos recuerdos. También pregúntale a alguien en quien confíes qué nota sobre tu escucha. Centrarte en las áreas en las que se beneficiarán más de una mejora inmediata te ayudará a concentrar tu energía.

. . .

Ahora, haz un plan. Aplicar estas prácticas en tu vida requiere tomar medidas prácticas para implementarlas y mantenerlas.

Para cada uno, considera el comportamiento que debes cambiar para respaldar tus esfuerzos por escuchar más activamente. Es posible que debas cambiar la forma en que te acercas a alguien si estás a punto de tener una conversación difícil. Es posible que también debas cambiar el lugar que elijas para tener una conversación.

La escucha activa no es fácil ni simple al principio, pero puedes aprender a hacerlo bien.

Dividir el proceso y trabajar para mejorar solo uno o dos de estos pasos críticos a la vez te ayudará a desarrollar hábitos sostenibles de escucha y comunicación positivas. Tratar de abordarlos todos a la vez es una receta para el desastre y la decepción innecesaria. Prepárate para el éxito, y es mucho más probable que logres instituir cambios positivos y duraderos en tu vida basados en una comunicación más sana.

Quiero que tengas éxito. A medida que comienzas a trabajar en tus hábitos de escucha, tendrás que recordarte a ti mismo cómo escuchar bien incluso mientras escuchas. El peligro aquí es volverte tan distraído por el proceso que dejes de escuchar o dejes de escuchar por completo. En cambio, sé paciente contigo mismo. Presta atención cuando has realizado bien pasos específicos y aprecia el resultado. Incluso podrías pensar en recompensarte a ti mismo de alguna manera pequeña como una forma de refuerzo positivo de tu buen comportamiento de escucha.

No es necesario inscribirte en un curso de teoría de la comunicación para comprender cómo escuchar bien. Ya tienes todas las herramientas que necesitas para comenzar a mejorar tus habilidades de escucha. Cada uno debe comenzar en alguna parte; puede que se sorprenda mucho al descubrir que hay elementos de escucha activa en los que ya sobresalen.

A través de una combinación de naturaleza, desarrollo y experiencia, cada individuo está más o menos sintonizado con ciertos aspectos del proceso de escucha.

Mientras trabajas para profundizar tu escucha agregando más pasos a los que te resulten más cómodos, no tengas miedo de apoyarte en tus áreas de fortaleza. Confía en los aspectos de escuchar que haces bien para que puedas seguir creciendo sin sentirte abrumado por el proceso. Recuerda, si lo estás intentando, ¡ya estás en el camino correcto!

14

Las Barreras De La Escucha Activa Y ¿Cómo Hacer Que La Gente Te Quiera?

BARRERAS QUE PUEDEN IMPEDIR que escuchemos de forma activa

Ruido

Se trata de uno de los principales factores que interfieren en la escucha activa; puede definirse como todo aquello que interfiere en la capacidad de atender y comprender un mensaje.

Hay muchos tipos de ruido, los cuatro que es más probable encontrar en situaciones de hablar en público son:

- Ruido físico
- Ruido psicológico
- Ruido fisiológico

- Ruido semántico

Duración de la atención

Una persona sólo puede mantener la atención durante un tiempo determinado, más aún en los últimos tiempos, en los que muchos sostienen que el público actual ha perdido la capacidad de mantener la atención a un mensaje. Independientemente de que estas afirmaciones estén bien fundadas, es probable que notemos que, incluso cuando nuestra atención está centrada en algo en lo que estamos profundamente interesados, de vez en cuando tengamos algunas distracciones.

Sesgos del receptor

Escuchar bien, implica mantener la mente abierta y retener el juicio hasta que el orador haya completado el mensaje. Por el contrario, la escucha sesgada se caracteriza por sacar conclusiones precipitadas; el oyente sesgado cree que "no necesito escuchar porque ya lo sé". Los sesgos del receptor pueden referirse a dos cosas: los sesgos con referencia al orador y las ideas y opiniones preconcebidas sobre el tema o el mensaje. Todo el mundo tiene sesgos, pero una buena escucha activa debe controlarlos.

Aprehensión al escuchar

Es el miedo a no ser capaz de entender el mensaje o procesar la información correctamente, o a ser capaz de adaptar nuestro pensamiento para incluir la nueva información de forma coherente.

En algunas situaciones, la atención puede dispersarse si pensamos que la información presentada es demasiado compleja para entenderla del todo.

Consejos Prácticos

Hay multitud de ejercicios y de técnicas que pueden fortalecer nuestra capacidad de escucha activa. Los más habituales consisten en dinámicas de grupo en las que se pretende consolidar ciertas habilidades. Algunos de ellos son:

El ciego

Para hacer este ejercicio hay que dividir a un grupo de personas en dos equipos. Cada uno de ellos elegirá a una persona, encargada de asumir el rol de ciego con los ojos vendados. Los demás deben ayudarlo a atravesar una habitación de un extremo a otro sin chocar con los obstáculos que pueda encontrar en el camino. Lo relevante de la dinámica es entender la importancia que tiene la manera en la que el ciego interpreta y sigue las instrucciones que le dan los demás.

Cuéntame tu historia

En este ejercicio, una pareja de personas debe contarse una historia de manera resumida, haciendo mucho hincapié en los acontecimientos importantes y significativos.

Después, cada miembro de la pareja presentará a su compañero y contará la historia que ha escuchado, reflejando además los sentimientos y emociones que le haya expresado en el relato. Una vez hayan terminado todos de contar sus historias, se generará un debate y una ronda de preguntas como estas: ¿Sentiste que tu compañero te escuchaba y entendía?

¿Cómo te sentiste cuando contaron tu historia y tus sentimientos? ¿Cómo te sentiste cuando fuiste tú el que tuvo que contar y reflejar la historia y emociones de la otra persona? ¿Qué fue lo más difícil de repetir y reflejar?

Con esta dinámica se pretende entrenar la atención, poner el foco en lo que se dice y en la emoción que acompaña al mensaje y tomar consciencia de que sentirse profundamente escuchado te libera y te conecta emocionalmente con tu interlocutor. También nos permite entrenar nuestra capacidad de empatizar con otras personas.

¿Cómo Hacer Que La Gente Te Quiera?

¿Haces que tus primeras impresiones cuenten? ¿Qué pasaría si te dijera que la forma en que te presentas durante los primeros 30 segundos de conocer gente nueva afecta a casi el 85% de tus relaciones? ¿Qué pasaría si te dijera que la persona que te gusta toma solo una fracción de segundo para decidir si le gustas o no? ¿No suena aterrador? ¡Eso es porque lo es!

Ya sea que estés presentando un producto o una idea a los clientes, preparándote para una nueva entrevista de trabajo o buscando hacer excelentes conexiones con las personas que conoces, tus "primeras interacciones" son las más CRÍTICAS de todas. Solo imagina. Las innumerables horas dedicadas a hablar, establecer contactos y construir relaciones, ¡esos 30 segundos iniciales determinan la mayor parte de tu éxito!

Como adultos, tendemos a estar menos expuestos a nuevos amigos potenciales que cuando éramos niños. Durante nuestra infancia, continuamente conocimos a nuevos niños a través de la escuela, pasatiempos, deportes o simplemente en los patios de recreo del vecindario. Y el simple hecho de estar en el mismo lugar creó repetidamente lazos y amistades para muchos. En la edad adulta, la mayoría de nosotros hemos perdido esas arenas. E incluso cuando pasamos tiempo en público con otros adultos, casi nunca interactuamos con ellos de una manera significativa que pueda conducir a algo más que, en el mejor de los casos, una conversación superficial.

Muchos de nosotros no estamos seguros de cómo acercarnos a alguien nuevo y generar conversaciones interesantes. Nos hemos convertido en una población de adultos que pasan tiempo juntos, pero no juntos.

Esto se puede mejorar al aprender técnicas y tácticas simples y fácilmente comprensibles que te ayudarán a iniciar con confianza conversaciones emocionantes, convertir conocidos en amigos y encantar a todas las personas con las que entras en contacto.

¿Te gustaría ser más popular? ¿Le gustaría poder socializar con la gente con éxito? ¿Te gustaría mejorar tus relaciones? ¿Te gustaría ser más extrovertido? ¿Te gustaría tener más amigos?

¡Te mereces convertirte en la mejor versión de ti mismo! Mereces ser más sociable y capaz de conocer gente nueva sin ponerte nervioso o ansioso. ¡Mereces tener confianza!

¡Mereces tener una autoestima sin límites! ¡Mereces tener buenas relaciones! ¡Mereces tener muchos amigos!

Te han engañado acerca de las habilidades sociales. La mayoría de la gente los considera un regalo raro, dado por Dios, con el que se nace o no. Sin embargo, cualquiera puede aprender habilidades sociales. Es lo mismo que aprender un nuevo deporte o habilidad. Cualquiera puede tener éxito social siempre que se dedique y siga las estrategias adecuadas.

Si eres socialmente tímido, no hay problema, comenzaremos desde lo básico para mejorar tus habilidades sociales. Si ya tienes buenas habilidades sociales, compartiré muchos conceptos y consejos avanzados para que puedas desarrollar habilidades sociales aún más extraordinarias.

Aprenderás cómo causar primeras impresiones increíbles, cómo eliminar el miedo a acercarte, cómo conectarte con la gente, cómo hacer amigos, cómo tener confianza y comodidad en cualquier entorno social y cómo ser la persona más atractiva en la habitación.

En nuestra vida diaria, nos encontramos y saludamos a miles de personas. Algunos son simples transeúntes que se cruzan en nuestro camino, mientras que otros tienen un fuerte impacto en nosotros. Es como si crearan una impresión instantánea en nuestra mente y corazón, un recuerdo rápido entretejido en la tela de nuestro ser. Estas personas no necesitan hacer demasiado o hablar demasiado para sobresalir. Ellos hipnotizan y encantan a quienquiera que conocen.

Pueden robarle la luz a cualquiera, sin importar quiénes sean.

Puedes encontrar personas así en todas partes a tu alrededor, y es probable que hayas estado pensando en algunos nombres mientras leía las últimas líneas. Estas personas no son celebridades ni necesariamente famosas, pero hay algo en ellas que fascina a la gente. Pueden influir en el pensamiento de las personas y convencerlas con las más mínimas expresiones y mínimas palabras.

Ya sea que estén pavoneándose por la calle, pronunciando un discurso apasionado en una sala llena de ejecutivos, hablando con un colega en la cafetería o sentados en silencio en medio de un bullicioso enjambre de personas, hay algo en ellos que los distingue. No les lleva mucho tiempo hacerse amigos de quienes los rodean porque su atractivo magnético y carismático atrae y deleita a cualquiera que entre en contacto con ellos.

. . .

Cuando una persona desarrolla control sobre cómo las personas a su alrededor reaccionan a sus palabras y acciones, pueden maniobrar y manipular todo su camino a través de muchas situaciones. La más mínima confianza y amabilidad pueden ayudarte a superar un montón de desafíos en la vida.

Por lo tanto, no sorprende que las personas que tienen habilidades sociales bien desarrolladas, cualidades de liderazgo, confianza y tácticas para tratar con personas siempre estén en alza tanto en sus carreras profesionales como en sus vidas personales.

¿Quién no quiere ser una persona así? Una persona que entra en la habitación y todos se giran para mirarla, una persona que es el alma de la fiesta, una persona que dice mucho con unas pocas palabras, una persona que está invitada a todas las reuniones sociales, una persona que puede reunir una multitud a su alrededor sin importar dónde se encuentren, una persona que puede mantener la calma incluso cuando la situación se pone tensa, una persona que puede ser graciosa, una persona adorada por muchos y siempre consultada para pedir consejo, una persona que siempre es la prioridad para cualquier cosa y todo.

Sus manos no se humedecen cuando se ven envueltos en una situación desconocida, su corazón no se vuelve loco cuando se les pide que hablen, sus lenguas no se atan cuando sus palabras se encuentran con críticas o comentarios sarcásticos, no son interrumpidos por nadie en el grupo, no son los últimos en ser elegidos para un equipo o la elección final para una promoción, y no tienen miedo de entablar una conversación con un completo extraño.

¿Deseas ser una persona así? Entonces debes comenzar por cultivar ciertas cualidades. Desarrollar este conjunto de cualidades requerirá práctica y romper la cadena de tus viejos hábitos. Tendrás que trabajar en ti mismo día y noche para ser una mejor versión de ti mismo que no tenga miedo de cometer errores.

Las personas comienzan a desarrollar rasgos de personalidad desde una edad temprana. A los niños se les conoce comúnmente como esponjas porque captan todo lo que sucede a su alrededor. Pueden reproducir los rasgos de personalidad o las características de sus padres, hermanos, amigos o incluso personajes de los dibujos animados que miran o de los libros que leen. Estos rasgos son practicados repetidamente por el niño hasta que se graban en el cerebro del niño y se convierten en hábitos. Si se acostumbran a estar aislados, eso también es algo con lo que se sentirán más cómodos más adelante en la vida.

Con la mayoría de las personas, los hábitos son inconscientes.

. . .

No piensan antes de realizar una acción en particular; simplemente lo hacen. Es como respirar: no piensas en respirar. Solo respiras. Del mismo modo, no piensas en crear o actuar por hábito. Estás tan acostumbrado a hacer algo que la acción es inconsciente.

Si quieres ser una mejor versión de ti mismo, alguien que tiene un capital social significativamente más alto, es un mejor líder y es excelente en las relaciones, extrovertido, seguro de sí mismo y con muchos amigos, tendrás que romper el ciclo de tus hábitos actuales para dejar espacio a otros nuevos. No solo lograrás tus objetivos de volverte más sociable y carismático, sino que también desarrollarás cualidades que asegurarán la prosperidad en tus relaciones y trabajo.

Una vez que identifiques qué situaciones y características son un desafío para ti y por qué, sabrás qué deficiencias han surgido en tu viaje para convertirte en un individuo magnético.

Necesitarás las respuestas a estas preguntas para decidir el mejor enfoque para cambiar tus hábitos.

Este enfoque incluye cómo perfeccionar tus habilidades sociales, cómo construir relaciones más sólidas, cómo trabajar en ti mismo, cómo desarrollar tu autoestima, cómo tener más confianza, cómo leer a las personas y su lenguaje corporal, cómo volverse más popular y cómo convertirte en un mejor oyente, entre otras cosas. También hablaremos sobre el desarrollo de una presencia fuerte, las primeras expresiones brillantes, las conversaciones triviales, el lenguaje corporal, la correspondencia y los movimientos de las manos, las palabras y su impacto, y cómo ser una persona más influyente en general. Puedes esperar aprender sobre cómo controlar y manejar la ansiedad, el estrés y la presión. También puedes esperar aprender algunos trucos sobre la gestión del tiempo y la creación de hábitos desde cero.

Antes de comenzar, he aquí una palabra de aliento: no te des por vencido.

Mucha gente ha estado exactamente donde tú estás ahora.

Algunos se han dado por vencidos y han vuelto a ser completamente invisibles, viviendo en las sombras de quienes los rodean. Otros han tomado este viaje como un desafío y se han lanzado de la manera más brillante de colores, diferenciándose de todos.

Esta es tu oportunidad de elegir un color vibrante para ti y usarlo ferozmente para que tú también puedas convertirte en un líder entre tus compañeros. Ya no serás un espectador; tu caminar hará que los que te rodean graviten hacia ti.

Puedo asegurarte que al final, tendrás una plétora de trucos bajo la manga que te ayudarán a hacer más amigos y alcanzar todas tus metas. Sin embargo, la clave aquí es practicar las estrategias, ser constante y no darte por vencido. Necesitas fortalecer tu fuerza de voluntad. Puedes hacerlo estableciendo constantemente recordatorios para ti mismo, ya sea sobre practicar una nueva cualidad o hacer tiempo para relajarte. Crea recordatorios en la casa, ya sea usando un reloj, una alarma en tu computadora portátil o incluso en tu refrigerador. Escribe lo que quieras practicar en un papel y pégalo en el espejo de tu baño, en el armario de tu dormitorio o en el volante de tu coche. El punto es colocar tus recordatorios donde los verás con frecuencia.

En este viaje, cometerás errores y fallarás en el camino. Pero la clave del éxito es levantarse, desempolvarse y seguir adelante.

¡Nunca se sabe si la victoria está a la vuelta de la esquina! Sí, a veces te avergonzarás. Sí, no lograrás el oro en tu primer intento, pero eventualmente lo lograrás. Se ha comprobado que estas técnicas te dan una ventaja sobre los que te rodean, entonces, ¿qué esperas? ¡Tu nueva vida, llena de amigos, familia, relaciones, felicidad y éxito, te espera! ¡Acéptalo con los brazos abiertos! La importancia de las conexiones sociales

. . .

Debido a la naturaleza de la sociedad actual, la mayoría de nuestras actividades diarias requieren que seamos interactivos.

Requieren que nos conectemos con quienes nos rodean y hagamos amigos. Los humanos no fueron creados para permanecer aislados como islas. Hay evidencia de esto desde los primeros tiempos. Las primeras sociedades viajaban en grupos, no solo por el poder de los números, sino también porque actividades como la caza, la creación de un refugio y otras tareas se hacían más fáciles a través de un esfuerzo cooperativo.

Además, desde el día en que nace un niño, desarrolla conexiones y relaciones con quienes lo rodean. Está programado para conectarse con la gente y se vuelve profundamente social desde una edad temprana. Nos atraen aquellos que nos ayudan, nos admiran, nos guían y se interesan por nosotros. El impacto de tus primeras relaciones repercute a lo largo de tu vida. Si los niños son amados y cuidados desde el nacimiento, aprenden cómo desarrollar conexiones fuertes con los demás y, por lo tanto, es más probable que continúen con este patrón durante toda la vida.

Somos criaturas inherentemente, biológica, cognitiva, física y espiritualmente sociales. No se puede negar eso. Sin embargo, en el mundo en el que vivimos hoy, interactuar con otros y mantener conexiones sociales puede ser un desafío debido a una variedad de factores. La ansiedad, el estrés, la depresión y la baja autoestima son algunos contribuyentes destacados; evitan que la gente se exponga.

Muchas personas tienden a aislarse o evitar el contacto social sin sopesar los aspectos negativos de hacerlo. La conexión social es tan esencial para la salud del cuerpo humano como comer una dieta balanceada, dormir lo suficiente o hacer ejercicio regularmente. Cuando interactúas con aquellos que traen alegría y paz a tu vida, tu cerebro libera hormonas para sentirse bien como la dopamina y la oxitocina, que instantáneamente mejoran tu estado de ánimo y elevan el estado de tu cerebro y cuerpo. Ciertas hormonas eliminan la tensión de los músculos y crean una sensación de bienestar.

Si bien es cierto que la participación social ayuda a mejorar la salud emocional, física y mental de una persona, también es cierto que la falta de participación social positiva puede tener efectos perjudiciales. Por lo tanto, uno siempre debe centrarse en la calidad de sus amistades en lugar de la cantidad. Por ejemplo, si deseas tener a alguien en tu vida en quien puedas confiar o con quien celebrar, no llamarías a la persona con la que hablaste una vez en una conferencia; es probable que llames a un amigo cercano. Esa es la esencia misma de las conexiones sociales. Es el sentido de cercanía o pertenencia que se siente con un individuo o grupo de personas.

. . .

Un estudio realizado en el 2011, probado a través de fuerte evidencia científica que la conexión social es uno de los fundamentos psicológicos necesarios de cualquier individuo. La felicidad es contagiosa; se propaga a través de las conexiones sociales. La actitud positiva de la compañía que mantienes se te contagiará.

¿Qué Busca La Gente En Las Amistades?

Aquí hay algunos factores clave que las personas buscan cuando buscan amistades significativas y gratificantes.

Confianza

Las personas con las que compartes un fuerte vínculo se sienten lo suficientemente cómodas para dar su opinión honesta y ofrecer críticas constructivas. No tienen miedo de herir tus sentimientos. Si no conoces bien a alguien, serás reacio a ofenderte, por lo que es probable que su opinión sea endulzada o falsa. Solo se puede obtener un consejo preciso de aquellos que confían en usted y viceversa.

Respeto

. . .

Respeto es un término amplio que incluye todo, desde el respeto por los límites y valores de otra persona hasta el respeto por ti como persona: lo que representas, lo que haces, en lo que crees y el respeto por quienes te rodean. Sin la presencia del respeto, ninguna relación puede funcionar.

Aceptación

Aquellos con quienes tienes una amistad o relación genuina te aceptan. No intentan negarte ni pedirte que cambies las cosas acerca de ti mismo que constituyen quién eres esencialmente. Te reciben como eres. Te brindan compañía que te hace sentir más aceptado socialmente en un grupo más grande. Cuando te aceptan, comienzas a descubrir puntos en común y te sientes más cómodo con ellos.

Apoyo incondicional

El apoyo que brindan las relaciones genuinas no debe tener un costo. No deberías basarte en la negociación: "Si estoy haciendo esto por ti, tienes que hacer eso por mí". Más bien, debería ser: "Necesitas ayuda, así que estoy aquí". Sin dudarlo, solo apoyo sin ninguna condición. El apoyo te ayuda a sentirte menos solo. Tienes gente contigo en tus mejores momentos y en tus peores momentos. Estás motivado por estas personas para hacerlo mejor y ser mejor.

Cuando estás atrapado en un lío, puedes recurrir a ellos sin pensarlo dos veces.

Obstáculos para las relaciones saludables

Hay un montón de factores que impiden que las personas desarrollen relaciones más sólidas. Estos incluyen el estrés y la ansiedad de acercarnos a alguien que no conocemos, la presencia de camarillas, las distracciones de las redes sociales, trabajar 24 horas al día, 7 días a la semana, no valorar lo suficiente a otras personas y mucho más. La falta de conexión social puede aislar a una persona del resto del mundo. Cuando una persona está sola, es probable que se deje llevar por sus pensamientos y piense demasiado en todo. Pensar demasiado es un desencadenante clave para que surjan pensamientos negativos.

Los pensamientos negativos se traducen en acciones negativas y emanan una vibra negativa. La gente tiende a distanciarse de aquellos que son negativos y pesimistas. Ser víctima de tu mente también hará que tu autoestima se desplome. No sentirás entusiasmo por nada. El cambio más pequeño a tu alrededor puede enviarte a una espiral descendente. Tu juicio se nublará y tomarás decisiones sesgadas que afectarán tu vida personal y profesional.

. . .

Sufrir derrotas a diestra y siniestra pasa factura a nuestra salud física. Las personas que se sienten aisladas a menudo encuentran mecanismos de afrontamiento poco saludables para llenar el vacío cuando colapsan las conexiones sociales. Estos pueden incluir comer en exceso o gastar demasiado para conseguir un alto temporal o abuso de alcohol o sustancias.

La conexión social mantiene a una persona conectada a tierra.

Los mantiene en contacto con la realidad. Son conscientes de lo que sucede a tu alrededor. Pueden hacer conexiones valiosas que pueden ayudarlos a subir la escalera del éxito profesional o personal. Estar conectados socialmente los empuja a ser una mejor versión de sí mismos. Tendemos a tener una perspectiva positiva de la vida cuando estamos rodeados de personas positivas.

Los beneficios de las conexiones sociales sólidas

Al igual que nuestra relación con nosotros mismos, las buenas relaciones con los demás conducen a la felicidad y la realización, proporcionando significado y propósito en nuestras vidas.

. . .

Cuando tienes relaciones positivas, inundas tu vida con amor y admiración, y te sientes mejor contigo mismo. Te sientes digno, valioso y que perteneces. Una persona que se siente bien consigo misma genera positividad. Mantienen una perspectiva positiva de la vida y están listos para cualquier desafío que la vida les presente, lo que significa que están preparados para enfrentar cualquier cosa. Tener relaciones sólidas también te da una sensación de seguridad. Es como un cojín en el que siempre puedes apoyarte, un cojín de apoyo y amor incondicionales.

Salud física

Así como el ejercicio puede beneficiar tu salud física, también te puede beneficiar pasar tiempo con tus seres queridos.

Las conexiones sociales positivas pueden ayudar a reducir el estrés y aumentar la salud cardiovascular. Además, los estudios han demostrado que las interacciones sociales pueden conducir a un sistema inmunológico más robusto.

Salud mental

Interactuar frecuentemente con otros mejora tus funciones cognitivas. Tu cerebro se vuelve más agudo Cuanto más pasas el rato con alguien, más características puedes identificar sobre ellos. Entiendes cómo tratan a las personas, reaccionan en diferentes situaciones y manejan la vida en general. Participar en actividades sociales también puede ayudar a tu salud mental al reducir la depresión y la ansiedad. Puede aligerar tu estado de ánimo y hacerte sentir más feliz. Además, las tasas de suicidio, enfermedad mental y alcoholismo son mucho más bajas en las personas que tienen un sentido de pertenencia.

Así que ya te deje algunos consejos que puedes empezar a poner en práctica para sentirte bien contigo mismo y de esta manera tener la actitud y hacer que la gente te quiera.

Recuerda que para todo esto siempre va a ser importante la ESCUCHA ACTIVA, para todos los aspectos de tu vida y para todo los que quieras lograr, nunca lo olvides.

15

La Comunicación Asertiva En El Trabajo

Los Cinco Elementos De La Comunicación Humana

Lo primero que debemos entender para lograr una comunicación asertiva son los cinco elementos que hacen posible la comunicación humana. ¡Vamos a conocerlos!

1. Escucha efectiva o empática

Esta característica consiste en prestar atención al interlocutor que se encuentra formulando el mensaje, lo que ayuda a empatizar, comprender y conectar en un nivel más profundo con el otro. Para algunas personas, escuchar es uno de los comportamientos más difíciles de realizar, pues requiere de una apertura psicológica y atención a las palabras que se usan. Tú puedes estimular la escucha atenta cada vez más, para lograrlo considera los siguientes 4 puntos:

- Muestra disposición física y psicológica;
- Retroalimenta con gestos corporales y expresiones verbales cortas;
- Observa los gestos de la persona que habla, y
- Una vez que termine, repite el mensaje para comprobar que lo has entendido.

2. Comunicación verbal

La comunicación verbal es un acto exclusivo del ser humano, por medio de este la persona transmite los mensajes con el uso de palabras, pero, aunque se realiza durante la mayor parte de la vida, no necesariamente se logra de la mejor manera. Si quieres tener una buena comunicación verbal lo primero que necesitarás hacer, es tomarte unos segundos para pensar "¿qué quiero decir?".

Una vez que tengas claro esta importante pregunta, el siguiente paso es decidir cómo lo vas a decir, respecto a esto, los expertos en comunicación recomiendan que el mensaje se emita considerando las 5C:

- Claridad – Omite la información innecesaria que pueda confundir al interlocutor;
- Concisión – Ve al punto sin rodeos;
- Concreción – Antes de hablar, pregúntate a dónde quieres llegar;
- Coherencia – Mantén una relación lógica entre las palabras, y
- Corrección – Dilo con educación y tacto.

3. Comunicación no verbal

Este tipo de comunicación es la que más se práctica, pues en ella se incluyen gestos, acciones, movimiento con las manos, miradas, maneras de sentarse, afirmar o negar con la cabeza, abrir los ojos ante una información sorprendente, suspiros, exhalaciones, risas, sonrisas e incluso, la forma de vestir o el arreglo personal. Los mensajes no verbales son tan poderosos que pueden facilitar situaciones y contextos sin necesidad de decir una sola palabra.

4. El metamensaje

El metamensaje es el significado que va más allá del mensaje y para utilizarlo a tu favor es necesario que identifiques la relación que existe entre los interlocutores, ya sea simétrica o complementaria. Las relaciones simétricas son aquellas en las que existe un estado de igualdad entre los participantes, por otro lado, las relaciones complementarias se realizan entre personas con niveles de jerarquía distinto.

Cuando hay una relación simétrica, nuestro interlocutor probablemente solo quiera ser escuchado y recibir una respuesta del tipo simétrico; por otro lado, las relaciones complementarias sirven para intercambiar información entre ambos interlocutores y recibir instrucciones o indicaciones.

5. *El silencio*

Así es, también a través del silencio se puede comunicar, aunque es importante que ubiques los dos tipos de silencios y sus principales manifestaciones:

Silencio saludable

Se muestra cuando escuchas con interés o realizas una actividad en la que las palabras sobran, este silencio es cómodo, constructivo y permite que las personas hagan una pausa para asimilar la información recibida. El silencio saludable implica tranquilidad, reflexión, apertura e intimidad.

. . .

Silencio hostil

Este tipo de comunicación denota indiferencia, desprecio o desinterés, pues busca castigar a la otra persona mediante "la ley del hielo", por lo que este silencio es totalmente deliberado y lejos de solucionar el problema, fragmenta las relaciones. Ocurre por el deseo de distanciarnos para debilitar una emoción.

¿Quiénes Pueden Beneficiarse Al Aplicar Una Comunicación Asertiva?

La comunicación asertiva es una parte integral en el lugar de trabajo. Para que un negocio o empresa sea eficiente y exitoso es necesario aplicar una comunicación óptima que favorezca a todos por igual. A continuación te decimos de qué manera se benefician los integrantes de una organización al llevar a cabo una comunicación asertiva:

Líderes de las empresas

Por medio de una comunicación efectiva pueden transmitir sus conocimientos y experiencia, que inspiran a sus trabajadores y generan confianza.

. . .

Vendedores

El valor principal es que les permite generar confianza que conduce al compromiso de sus clientes. Esto requiere no solo tener contactos frecuentes e informales con los proveedores.

Gerentes

La comunicación asertiva mejora la experiencia laboral para los gerentes, ya que les permite crear cohesión dentro de sus equipos de trabajo. Con esto alcanzarán de manera óptima sus objetivos y aumentar la productividad, además de que los integrantes de los equipos comprenderán mejor sus funciones.

Representantes de servicio al cliente

La comunicación asertiva contribuye a acrecentar la calidad de servicio al cliente y ayuda a los representantes a transmitir los mensajes de forma clara, para evitar cualquier tipo de confusión y brindar una experiencia exitosa al cliente.

Ejemplos de comunicación afectiva en las empresas

1. Correos electrónicos empresariales

Los correos electrónicos son uno de los canales más utilizados dentro de una organización para transmitir información entre sus miembros. Por ello el uso de herramientas que permitan una buena redacción son fundamentales para llevar a cabo una comunicación asertiva, que contribuya a la productividad y el cumplimiento de los objetivos.

Los correos electrónicos bien hechos logran respuestas puntuales y concretas. Se trata de correos que han sido leídos varias veces antes de ser enviados, tienen un objetivo concreto y contienen un mensaje importante trasmitido de manera eficaz.

2. Mensajes de texto publicitarios

Los mensajes de texto en publicidad son un ejemplo de comunicación asertiva que permite enviar datos relevantes a los clientes y algunas veces están acompañados de elementos visuales. La información que se les envía suele ser significativa, como descuentos y promociones; esto permite a las marcas dar a conocer sus productos o servicios, así como aumentar las ventas.

3. Encuestas de atención al cliente

Las encuestas son un tipo de comunicación directa con la cual las marcas pueden recopilar comentarios de los clientes. El departamento de atención al cliente implementa estrategias de comunicación, ya sea para sus representantes online como telefónicos.

¿Para qué sirve la comunicación asertiva?

La comunicación asertiva es altamente eficaz para expresar mensajes por medio de la comunicación verbal y no verbal. Esta implica una actitud empática hacia tu interlocutor, de forma que logres comunicar tus ideas francamente, encontrando la manera de crear un ambiente positivo y libre de conflictos. Además, también te permite conectar con tus necesidades y las de otros para encontrar puntos en común.

Estas son algunas de las múltiples ventajas que puedes obtener:

- Cultiva relaciones íntimas y significativas;
- Mejora tu adaptación social;
- Aumenta tu autoestima;
- Estimula tu confianza y seguridad;
- Mejora la aceptación y el respeto hacia ti y los demás;

- Es posible expresar sentimientos, así como deseos positivos y negativos de manera eficaz;
- Aumenta la empatía hacia los demás;
- Hay mayor control sobre el entorno que te rodea;
- Busca soluciones prácticas ante los problemas, y
- Disminuye la ansiedad.

La comunicación asertiva cuenta con muchos beneficios que pueden ayudarte a expresar de forma clara y sencilla, de esta forma podrás conectarte con tu interlocutor y lograr escenarios que los impulsen a ambos.

Me gustaría contarte la historia de Romina, una emprendedora que tuvo una junta de negocios con el dueño de un restaurante. Él dueño del restaurante estaba buscando un proveedor de panes para sus desayunos, de modo que Romina puso en práctica algunos consejos de comunicación asertiva para conseguir que ambos se beneficiaran y este fue el resultado.

Tipos De Comunicación Asertiva Laboral

Dentro de los ambientes laborales es posible ubicar 4 tipos de comunicación asertiva:

1. Comunicación Formal

. . .

En esta categoría se tratan únicamente temas de trabajo, por lo que se basa en ciertas reglas organizacionales que están reguladas por el trabajo de la empresa o la institución.

2. Comunicación Informal

Se lleva a cabo de forma casual con el propósito de resolver algún conflicto comunicativo que surge en las tareas del trabajo, por este motivo, el colaborador no necesita seguir protocolos formales para emitir el mensaje.

3. Comunicación Vertical

Mensajes que los colaboradores transmiten a los directivos de la organización, estos pueden ser tanto sugerencias como inconformidades.

4. Comunicación Horizontal

De forma contraria a la comunicación verbal, esta es realizada por directivos de la empresa u organización hacia sus colaboradores por medio de reuniones, entrevistas o conferencias.

Los líderes cuentan con características que los vuelven únicos. No hay líderes malos pero es indispensable que reconozcas tu perfil para usar tus fortalezas y debilidades a tu favor.

Técnicas De Comunicación Asertiva

Las técnicas de comunicación asertiva pueden emplearse en los ambientes laborales para lograr que las actividades se realicen de forma armoniosa o liderar un equipo exitosamente, úsalas para impactar en tus relaciones de trabajo positivamente:

- *Establece las normas de comunicación*

Una de las mejores formas para mejorar la comunicación entre los líderes y trabajadores es evitar las confusiones, de modo que desde el inicio establece las normas que aclaren los procedimientos comunicativos. Para ello, reúne a todo tu equipo de trabajo, explica los próximos cambios, así como los beneficios que obtendrán tanto ellos como la empresa.

- *Lidera siempre con el ejemplo*

Otra técnica de comunicación asertiva para mejorar tus relaciones es cumplir con tu palabra, a las personas les encanta seguir a líderes que demuestran con sus acciones y cumplan las normas que ellos mismos promueven.

Es importante que como líder respetes las reglas que estableces, esto dará un buen ejemplo a los empleados, les permitirá identificar los aspectos que necesitan cambiar y generará confianza al ver que no tienes un doble discurso.

- *Promueve el feedback y la participación*

Las normas no sirven de nada si no tienes una comunicación real con tus colaboradores, de modo que escucha sus opiniones. Las empresas y organizaciones que permiten hacer preguntas y comunicar problemas son las que se benefician más, pues consiguen cubrir diversos aspectos que a simple vista son difíciles de observar.

- *Motiva a los empleados*

Incita a los empleados y colaboradores a participar en las reuniones y proyectos por medio de preguntas como ¿Qué piensas? ¿Hay alguna experiencia que consideres relevante para este proyecto? o ¿hay alguna cuestión que creas que se ha pasado por alto? Estas preguntas les harán sentir que sus ideas son importantes y de la misma forma te tomarán en cuenta, pues a todo mundo le gusta saber que su opinión puede construir dentro del equipo.

- *Trabaja para un objetivo en común*

Es normal que existan fisuras entre los departamentos, principalmente entre las áreas que enfrentan problemas similares. Si quieres resolver este inconveniente, fija objetivos en común para toda la empresa, de esta forma las metas estarán claras y habrá mayor cooperación en todos los departamentos.

- *Crea una cultura de respeto*

El trato respetuoso entre todos los empleados contribuye a tener un ambiente laboral saludable que satisfaga las necesidades del trabajo. Si quieres crear una cultura de respeto, necesitarás llevar a cabo estas acciones:

- Escuchar – Prestar atención a lo que dicen los demás.
- Motivar – Apoyar a los empleados para que den lo mejor de sí mismos.
- Ayudar – Ofrecer ayuda cuando alguien tiene un problema.

- Empatizar – Demostrar a los demás qué te preocupas por ellos, no solo como empleados o trabajadores, sino como personas.

• Aprovecha la tecnología para comunicar de forma efectiva

La tecnología es un elemento clave en la comunicación actual, pues las herramientas digitales han provocado que la comunicación evolucione, lo que ha facilitado la difusión y el alcance.

No dudes en aprovechar estas ventajas.

Consejos Para Una Comunicación Asertiva

La comunicación asertiva es la solución a casi todos los problemas, puesto que cuanto mejor sea la comunicación entre los miembros del equipo, más se puede lograr y se obtendrán mejores resultados. Recuerda aplicar los siguientes consejos de comunicación asertiva:

- Asume la responsabilidad de la calidad del mensaje que entregas, así otras personas lo entenderán de la manera en que quisiste transmitirlo.

- Toma en cuenta que todo lo que dices o dejas de decir se convierte en un mensaje, en este sentido, los coaches y terapeutas hemos aprendido que todo aquello que no se habla, se actúa.
- El lenguaje configura el pensamiento o dicho de otra forma, aquello que dices es lo que crea tu realidad.
- Para tener un lenguaje más poderoso, cambia el "pero" por "y", así como el "no se puede" por el "¿cómo sí se podría?". Así verás las situaciones desde otra perspectiva.
- Las quejas, los chismes y las críticas destructivas contaminan tu lenguaje e imagen, cuando te sientas tentado a emitir una queja, busca la forma de transformarla en una petición.

Hoy has aprendido las mejores técnicas para comunicarte asertivamente tanto en tu vida cotidiana como en tu vida laboral, es muy importante que puedas expresar lo que piensas, sientes o necesitas sin dejar de considerar los derechos, sentimientos y valores de tus interlocutores, de esta forma obtendrás el respeto de las demás personas.

El trabajo en equipo se vuelve mejor cuando todos los integrantes son comunicativamente asertivos, esto no significa dejar de lado la capacidad de criticar de forma constructiva, pues estas opiniones ayudan a crear mejores condiciones.

. . .

Recuerda que no solo saber escuchar es importante, si no también el saber comunicarte, no lo olvides.

Conclusión

¿Sabías que el 85 por ciento de lo que logras, en tu carrera y en tu vida personal, estará determinado por qué tan bien transmites tu mensaje y qué tan capaz eres para inspirar a las personas a tomar acción sobre sus ideas y recomendaciones?

Si puedes comunicar tu mensaje de manera efectiva. En definitiva, tu futuro es ilimitado.

Escogiste este libro porque quieres mejorar tus relaciones y tu productividad profesional. Con una comprensión profunda de los pasos esenciales involucrados en el proceso de escucha, está bien encaminado para lograr ese objetivo. Todo lo que queda es aplicar estas habilidades en tu vida e interacciones diarias.

Ahora no solo comprendes mejor la psicología detrás de escuchar y cómo influye en una comunicación saludable, sino que también comprendes cómo las fallas en escuchar afectan negativamente esa comunicación. Has aprendido a:

- Enfocar tu atención
- Proporcionar señales de que estás escuchando.
- Seguir el camino a entender
- Empatizar con el hablante
- Aumentar tu paciencia
- Practicar el respeto
- Hacer buenas preguntas
- Ofrecer comentarios
- Aclarar el significado
- Resumir el mensaje

Con estos 10 sencillos pasos, tienes las claves para convertirte en un mejor oyente y, como resultado, en una persona más comprometida y productiva.

Sin embargo, la escucha profunda no sucede de la noche a la mañana. Cultivar esta nueva mentalidad requiere desafiar la existente y trabajar para eliminar los hábitos que se interponen en el camino de una comunicación saludable.

Deberás elegir enfrentar las barreras que has establecido inconscientemente y los cómodos patrones de escucha superficial que se interponen en tu camino. La ventaja es que, una vez que lo hagas, estos nuevos hábitos serán igual de sólidos y se quedarán contigo durante toda una vida de escucha activa.

Conclusión

Desafiar cada uno de tus hábitos negativos, uno por uno, es un método comprobado para remodelar toda tu forma de pensar con respecto a escuchar.

Aunque la psicología es compleja, los aspectos prácticos de escuchar son, en última instancia, simples. Deseas eliminar la frustración y la tensión que fracturan tus relaciones y empantanan tu productividad. La buena noticia es que ya estás en camino.

Imaginamos que también recomendarás este libro a bastantes amigos, ahora que está más sensibilizado con esos hábitos de escucha poco saludables que han desarrollado y que te los muestran.

Incluso si no compartes este libro con ellos, tu y tus amigos se beneficiarán de tu capacidad mejorada para comunicarte bien y minimizar las frustraciones causadas por la falta de comunicación y los malentendidos. La escucha profunda también es una forma eficaz de llevarte a una empatía más profunda, que los que te rodean no pueden dejar de notar.

Nuestro trabajo en este libro fue simple: dividir el abrumador concepto de escucha activa en pasos manejables. Tu trabajo será más difícil: incorporar esos elementos en tu vida diaria y trabajar para comprender a quienes lo rodean a un nivel más profundo.

Mi amigo, experto en éxito y propietario de una empresa internacional multimillonaria, ha estudiado el éxito y la comunicación durante los últimos 40 años.

Conclusión

Descubrió que muchas personas no se comunican de manera efectiva, incluso aquellas personas que piensan que debido a que están bendecidas con el don de la elocuencia, son excelentes comunicadores. A menudo, transmitir tu idea no tiene nada que ver con lo bien que puedas entablar una pequeña charla. Tiene todo que ver con lo bien que te comunicas.

Cuando llegas a ser conocido y respetado como un comunicador eficaz, la gente responde a tus mensajes mucho más rápidamente y con más disposición. Ese es el secreto de la comunicación efectiva.

www.ingramcontent.com/pod-product-compliance
Lightning Source LLC
LaVergne TN
LVHW021718060526
838200LV00050B/2731